全国卫生高等职业教育规划教材辅导教材

供护理类专业用

妇产科护理学学习指导

—— • 第 3 版 • ——

主　编　郑修霞

副主编　陆　虹　刘　萍　庄臻丽　姚伟妍

编　委　（按姓名汉语拼音排序）

侯　睿（北京大学医学部）　　　　　姚伟妍（惠州卫生职业技术学院）

李秀英（承德医学院附属医院）　　　张　露（山西医科大学汾阳学院）

刘　萍（首都医科大学宣武医院）　　郑修霞（北京大学医学部）

陆　虹（北京大学医学部）　　　　　朱　秀（北京大学医学部）

邬燕平（首都医科大学宣武医院）　　庄臻丽（保山中医药高等专科学校）

辛翠英（乌兰察布医学高等专科学校）

北京大学医学出版社

FUCHANKE HULIXUE XUEXI ZHIDAO

图书在版编目（CIP）数据

　妇产科护理学学习指导/郑修霞主编．—3版．—北京：
北京大学医学出版社，2014.11（2017.7重印）
　ISBN 978-7-5659-0959-7

　Ⅰ．①妇…　　Ⅱ．①郑…　　Ⅲ．①妇产科学-护理学-高等职业
教育-教学参考资料　　Ⅳ．①R473
　中国版本图书馆 CIP 数据核字（2014）第 230805 号

妇产科护理学学习指导（第 3 版）

主　　编：郑修霞
出版发行：北京大学医学出版社
地　　址：（100191）北京市海淀区学院路 38 号 北京大学医学部院内
电　　话：发行部 010 - 82802230；图书邮购 010 - 82802495
网　　址：http：//www. pumpress. com. cn
E - mail：booksale@bjmu. edu. cn
印　　刷：中煤（北京）印务有限公司
经　　销：新华书店
责任编辑：赵　欣　　责任校对：金彤文　　责任印制：李　啸
开　　本：787mm×1092mm　1/16　印张：10.75　字数：225 千字
版　　次：2000 年 8 月第 1 版　2014 年 11 月第 3 版　2017 年 7 月第 2 次印刷
书　　号：ISBN 978-7-5659-0959-7
定　　价：22.00 元

全国卫生高等职业教育规划教材辅导教材编写说明

　　本套学习指导是全国卫生高等职业教育规划教材的配套辅导教材。编写目的是便于学生理解和掌握主教材知识，提高实训实践能力，可作为相应课程的学习辅助用书、专升本考试复习资料、国家执业助理医师及护士执业资格考试的备考用书。

　　学习指导按照相应主教材章节顺序编排，每章（节）均包含测试题、参考答案。其中测试题涵盖教材主要知识点，同时紧扣执业助理医师、护士执业资格考试大纲，力求贴近执业资格考试的题型及试题比例。参考答案提供答题要点及思路，旨在提高学生的自主学习和自查自测能力。

　　书后附两套模拟试卷及参考答案。试题兼顾各章重点内容，题型覆盖日常考查、考试的常见题型，以及专升本考试、执业资格考试题型，便于学生自我检验学习效果，熟悉考试题型，明确考核的具体要求。

第3版前言

本书是与全国卫生高等职业教育规划教材《妇产科护理学》（第3版）配套使用的学习指导。编者们对上一版学习指导内容及形式进行了调整，删除了章首的学习目标及各节的内容提要，按主教材的内容编制测试题，并在书后附有模拟试卷及参考答案。进一步体现本书内容简明扼要、紧扣护士执业资格考试大纲、贴近护士执业资格考试题型、实用性强的特点。学生在学习主教材基础上，结合练习题进行自测，所列参考答案可以随时帮助自我评价学习效果，及时调整学习计划，力求迅速达到预期目标。教师也可结合主教材所列学习目标，参考使用相关章节测试题，结合教学实际情况和学生特点，制订有效的授课计划和辅导活动，以保证教学效果。

现将全书内容及其使用方法简介如下，以便正确理解，合理使用，充分发挥学习指导的作用。

测试题部分有3种类型共6种题型。个别之处，不同题型测试内容稍有重复，以此提示学生同样内容可以不同题型出现。学生必须认真审题，按要求回答，切忌死记硬背。

1. 名词解释　要求规范、简单、明确地答出术语名词的基本概念。

2. 选择题

（1）A_1型题（单句型最佳选择题）：每道题由1个题干和5个备选答案组成，要求学生从中选出一个最佳答案。

（2）A_2型题（病例摘要型最佳选择题）：试题由1个简要病历作为题干，由5个备选答案组成，要求学生从中选出一个最佳答案。

（3）A_3型题（病例组型最佳选择题）：试题叙述一个以患者为中心的临床情景，随后提出2～3个相关问题，每个问题均与临床情景有关，但测试要点不同，且问题之间相互独立。要求学生从中选出一个最佳答案。

（4）A_4型题（病例串型最佳选择题）：题干是一个病历，随后提3～4个相关问题，问题之间相互独立，即每个问题都是单句型最佳选择题。逐步增加新信息，使每个问题既与题干有关，又与新增加的信息有关。学生按要求从中选出一个最佳答案。

3. 简答题　学生按问题要求以条目方式扼要、重点地回答问题。回答问题时，条目内容必须具有独立性和完整性，避免将同样含义的内容拆为几条以凑数方式答题。

4. 参考答案与解析　有关名词解释、各种类型的选择题及简答题，书中均给出参考答案。简答题在参考答案中列出要求回答的重点内容。除了简单记忆性内容外，选择题附答案及解析。

配套辅导教材的建设一直是专业教材建设的重要组成部分，尽管全体编者都竭尽所能，但受时间、个人水平、能力和经验所限，书中仍有不妥及错误之处，恳请读者批评指正。

郑修霞

于北京大学护理学院

目录

第一章　女性生殖系统解剖与生理概述

测 试 题

一、名词解释

1. 月经　　2. 月经周期

二、选择题

【A₁ 型题】

1. 下列属于外生殖器的器官是
   A. 阴道
   B. 子宫颈
   C. 子宫
   D. 输卵管
   E. 阴道前庭

2. 性兴奋时润滑阴道口的分泌物来自于
   A. 那氏腺
   B. 前庭大腺
   C. 尿道旁腺
   D. 子宫颈分泌物
   E. 阴道黏膜腺体

3. 有关卵巢的叙述，正确的是
   A. 正常卵巢约重 50g
   B. 是产生卵子、分泌激素的器官
   C. 表面有腹膜覆盖
   D. 分为两部分，内为皮质，外为髓质
   E. 位于阔韧带前方

4. 关于阴道的解剖叙述，正确的是
   A. 位于膀胱和尿道之间
   B. 开口于阴道前庭前半部
   C. 环绕子宫颈部分形成穹窿
   D. 阴道前壁比后壁稍长
   E. 前穹窿顶端为腹腔最低处

5. 关于子宫的解剖的叙述正确的是
   A. 位于骨盆中央、坐骨棘水平以下
   B. 成年妇女子宫长 9～10cm

   C. 容积约为 10ml
   D. 非孕期子宫峡部约 1cm
   E. 子宫底与子宫颈相接处为峡部

6. 关于骨盆的组成，下列说法正确的是
   A. 两块耻骨，一块尾骨，一块骶骨
   B. 两块坐骨，一块尾骨，一块骶骨
   C. 两块髋骨，一块尾骨，一块骶骨
   D. 两块髂骨，一块尾骨，一块骶骨
   E. 两块耻骨，两块坐骨，一块尾骨

7. 排卵多发生在两次月经之间，一般是
   A. 上次月经后 7～8 天
   B. 上次月经后 14 天
   C. 下次月经前 7～8 天
   D. 下次月经前 14 天
   E. 无规律时间

8. 若卵子未受精，则黄体开始萎缩的时间在排卵后
   A. 5～6 天
   B. 7～8 天
   C. 9～10 天
   D. 11～12 天
   E. 13～14 天

9. 有关月经，下述错误的是
   A. 初潮是指第一次月经来潮
   B. 月经期是指每次月经持续的天数
   C. 月经周期是指本次月经干净到下一次月经来潮的天数
   D. 月经期一般为 3～7 天

E. 月经周期一般为 28～30 天

【A₂ 型题】

1. 沙女士，28 岁，平素月经规律，26～28 天一次，每次持续 4 天，其末次月经是 10 月 1 日，今日是 10 月 3 日，那么，她的子宫内膜变化处于
   A. 月经期
   B. 增生期
   C. 分泌期
   D. 月经前期
   E. 初潮期

2. 林女士，26 岁，既往健康，月经周期规律为 32～35 天，推测其排卵期发

生在月经来潮前的
   A. 10 天左右
   B. 12 天左右
   C. 14 天左右
   D. 16 天左右
   E. 18 天左右

3. 张女士，32 岁，新婚 3 个月未孕，妇科检查阴道正常，对其解剖的叙述正确的是
   A. 阴道腔上窄下宽
   B. 前穹窿顶端为腹腔最低处
   C. 位于膀胱和尿道之间
   D. 开口于阴道前庭前半部
   E. 阴道后穹窿顶端为直肠子宫陷凹

三、简答题

简述小骨盆（真骨盆）分界的标记。

参考答案与解析

一、名词解释

1. 月经：月经是指伴随卵巢周期性变化而出现的子宫内膜周期性脱落及出血。
2. 月经周期：两次月经第 1 日的间隔时间，称为月经周期。

二、选择题

A₁ 型题
1. E　　2. B　　3. B　　4. C　　5. D　　6. C　　7. D　　8. C　　9. C

A₂ 型题
1. A　　2. C　　3. E

【解析】

A₂ 型题

1. 本试题考核在卵巢激素的周期性作用下子宫内膜的变化特点。正常情况下：月经周期的第 5～14 天为增生期；月经周期的第 15～23 天为分泌期；月经的第 24～28 天，为分泌期晚期，也是月经临来前期。在月经周期的第 1～4 天为月经期。

2. 青春期开始，在促卵泡激素的作用下，卵巢内的原始卵泡开始发育，每一个月经周期中，一般只有一个卵泡发育成熟。成熟的卵泡破裂，卵细胞排入腹腔称为排卵，排卵常发生在月经来潮前 14 天左右。

3. 本试题考核女性内生殖器的解剖特点，阴道后穹窿顶端与直肠子宫陷凹紧贴，后者

为腹腔最低部分，是诊断某些疾病或实施手术的途径。

三、简答题

小骨盆（真骨盆）是胎儿娩出的骨产道，其标记有：①骶岬，第1骶椎向前凸出，形成骶岬，它是骨盆内测量的重要依据点；②坐骨棘，坐骨后缘中点凸出的部分，可经肛诊或阴道诊触到，是分娩过程中衡量胎先露下降程度的重要标志；③耻骨弓，耻骨两降支的前部相连构成耻骨弓。

（朱　秀）

第二章　妊娠期妇女的管理

测 试 题

一、名词解释

1. 妊娠　2. 受精　3. 桑椹胚　4. 着床　5. 胚胎　6. 仰卧位低血压综合征
7. 生理性贫血　8. 胎产式　9. 胎方位　10. 胎先露

二、选择题

【A₁ 型题】

1. 孕卵植入子宫内膜以后，滋养细胞表面生出许多毛状突起，称
   - A. 胚盘
   - B. 底蜕膜
   - C. 绒毛
   - D. 真蜕膜
   - E. 胎毛

2. 孕早期与胎儿致畸无关的因素是
   - A. 吸烟及饮酒
   - B. 喷洒农药
   - C. 补充叶酸
   - D. 口服甲硝唑
   - E. 患病毒感染疾病

3. 下列不是由于妊娠期间下腔静脉压增高引起的症状是
   - A. 痔疮
   - B. 外阴静脉曲张
   - C. 右侧肾盂肾炎
   - D. 仰卧位低血压综合征
   - E. 下肢静脉曲张

4. 关于胎儿发育，正确的是
   - A. 8 周末胚胎初具人形
   - B. 孕 10 周前称胚胎
   - C. 10 周末胎儿外生殖器已发育
   - D. 12 周以后称胎儿
   - E. 20 周末胎儿内脏器官已发育齐全

5. 胎盘基本形成的时间是
   - A. 10 周末
   - B. 12 周末
   - C. 14 周末
   - D. 16 周末
   - E. 18 周末

6. 胎儿血液与母体血液的交换是通过
   - A. 细胞滋养细胞
   - B. 合体滋养细胞
   - C. 绒毛中的血管壁、绒毛间隙、绒毛表面细胞层
   - D. 绒毛间质
   - E. 基膜

7. 妊娠期母体血液成分的变化特点是
   - A. 纤维蛋白原减少
   - B. 红细胞沉降率减小
   - C. 血液处于高凝状态
   - D. 白细胞减少
   - E. 血红蛋白常有轻度减少

8. 正常妊娠 24 周末，子宫底高度在
   - A. 脐上 1 横指
   - B. 脐下 1 横指
   - C. 平脐
   - D. 脐下 2 横指
   - E. 脐上 2 横指

9. 妊娠晚期，孕妇每周体重的增加不应超过

A. 0.25kg

B. 0.5kg

C. 1kg

D. 1.5kg

E. 2kg

10. 妊娠期母体泌尿系统的变化特点是

A. 肾小球滤过率降低

B. 可出现饭后糖尿

C. 输尿管蠕动增强

D. 孕妇易患左侧的肾盂肾炎

E. 增大的子宫压迫膀胱可引起排尿困难

11. 用胎心听筒可以在孕妇腹壁上听到胎心音的时间是

A. 妊娠 16～18 周

B. 妊娠 18～20 周

C. 妊娠 20～22 周

D. 妊娠 22～24 周

E. 妊娠 24～26 周

12. 下列胎位中正常的是

A. 枕右后

B. 枕左后

C. 枕左前

D. 骶左前

E. 肩右后

13. 下列骨盆测量的数值，不正常的是

A. 髂棘间径 21～23cm

B. 髂嵴间径 25～28cm

C. 骶耻外径 18～20cm

D. 坐骨结节间径 8.5～9.5cm

E. 耻骨弓角度 90°

14. 关于四步触诊，错误的是

A. 前三步，检查者均面向孕妇头部

B. 第四步面向孕妇足部

C. 第二步触诊主要查胎背、四肢在何侧

D. 第三步主要检查胎先露大小

E. 第四步进一步了解胎先露部入盆程度

15. 有关孕期卫生，不准确的是

A. 早期用药应慎重

B. 保证充足的营养

C. 8 个月后避免重体力劳动

D. 最后 2 个月避免盆浴

E. 妊娠中期禁止性生活

16. 枕左前时，在孕妇腹壁上听胎心音，最清楚的部位可能是

A. 在脐右上方

B. 在脐左上方

C. 在脐右侧方

D. 在脐左下方

E. 在脐右下方

【A₂ 型题】

1. 张女士，孕妇，27 岁，末次月经 2014 年 3 月 14 日，该孕妇的预产期是

A. 2014 年 11 月 21 日

B. 2014 年 12 月 21 日

C. 2014 年 10 月 21 日

D. 2014 年 11 月 28 日

E. 2014 年 12 月 28 日

2. 刘女士，27 岁。既往月经规律，停经 50 天。近 3 天晨起呕吐、厌油，伴轻度尿频，最可能的诊断是

A. 早期妊娠

B. 膀胱炎

C. 病毒性肝炎

D. 继发性闭经

E. 妊娠剧吐

3. 黄女士，24 岁，停经 45 天，为了快速判断是否妊娠，首选检查方法是

A. 妊娠试验

B. 黄体酮试验

C. 基础体温测定

D. 超声检查

E. 宫颈黏液检查

4. 张女士，孕 20 周后行自我胎动计数，提示可能有胎儿宫内缺氧的是

A. 3～4 次/时

B. 3～5 次/时

C. ＜10 次/12 时

D. 20 次/12 时

E. 30 次/12 时

5. 王女士，初孕妇，孕 34 周，四步触诊结果，于子宫底部触到坚硬的胎头，在耻骨联合上方触到软而宽不规则的胎臀，胎背位于母体腹部右前方，胎心音于脐上右侧听到。其胎方位是

A. 骶左前

B. 骶右前

C. 骶左后

D. 骶右后

E. 骶左横

6. 某孕妇子宫底于脐上 3 指，估计妊娠时间为

A. 12 周末

B. 16 周末

C. 24 周末

D. 28 周末

E. 32 周末

7. 某孕妇，因流产娩出胎儿，体重约 700g，身长约 30cm，估计该孕妇的妊娠周数应是

A. 16 周

B. 20 周

C. 24 周

D. 28 周

E. 32 周

8. 李女士，娩一女婴，身长 35 cm，体重 1000 g，皮下脂肪少，头发、指甲已长出。新生儿娩出后能啼哭、吞咽，但生活能力较差。估计该新生儿娩出时孕周为

A. 8 周

B. 16 周

C. 20 周

D. 28 周

E. 40 周

9. 某孕妇妊娠 38 周，骨盆外测量结果是：髂棘间径 24cm，骶耻外径 18.5cm，坐骨结节间径 7.5cm，还应做何项检查

A. 测出口后矢状径

B. 测对角径

C. 测粗隆间径

D. 测坐骨棘间径

E. 测髂嵴间径

10. 李某，初孕妇，27 岁，妊娠 14 周，第一次来医院进行产前检查，以下的检查结果中正常的是

A. 血压 140/95mmHg

B. 血压比基础血压高 30/20mmHg

C. 体温 38.8℃

D. 呼吸频率 18 次/分

E. 胫骨前凹陷性水肿

11. 某孕妇，25 岁。末次月经不详，产科检查测得：腹围 99cm，子宫高 35cm，胎头已入盆且固定。5 个月前自感胎动。估计孕周为

A. 28 周

B. 32 周

C. 34 周

D. 36 周

E. 36～40 周

12. 一位初孕 50 天的妇女，在"妇儿卫生保健咨询日"向护士咨询，孕期哪段时间应禁止性生活，正确回答是在妊娠

A. 2 个月内及最后 1 个月

B. 2 个月内及最后 2 个月

C. 3 个月内及最后半个月

D. 3 个月内及最后 1 个月

E. 在妊娠 12 周内和 28 周以后

13. 李女士，孕 28 周，胎方位为枕右前位，听取胎心音的部位应在

A. 脐下左侧

B. 脐下右侧

C. 脐上左侧

D. 脐上右侧

E. 脐周围

14. 初孕妇，孕 30 周，产前检查：胎背朝向母体腹部左前方，胎头位于左上腹，子宫底处扪及浮球感，胎心于脐左上方听得清楚。其胎方位是

A. 枕左前

B. 骶左前

C. 枕右前

D. 骶右前

E. 枕左横

15. 汪女士，妊娠 28 周，产前检查均正常。咨询监护胎儿情况最简单的方法，应指导其采用

A. 胎心听诊

B. 自我胎动计数

C. 测子宫高、腹围

D. B 超检查

E. 电子胎心监护

16. 初孕妇，27 岁，妊娠 14 周，第一次来医院进行产前检查，护士指导孕妇进行检查的项目应除外

A. 检查心肺及乳房

B. 测量血压和体重

C. 检查血常规

D. 进行骨盆外测量

E. 用听诊器听胎心

17. 某孕妇现孕 30 周，长时间仰卧后，出现血压下降表现，主要原因是

A. 呼吸增快

B. 脉压增大

C. 脉压减小

D. 回心血量增加

E. 回心血量减少

18. 某孕妇现孕 34 周，她的血容量比未孕时约增加

A. 30%

B. 35%

C. 40%

D. 45%

E. 50%

19. 妊娠接近足月孕妇，行 B 超检查了解羊水情况。羊水量正常的是

A. 200ml

B. 500ml

C. 600ml

D. 800ml

E. 1000ml

20. 某孕妇，妊娠 36 周，小腿出现水肿，实验室检查尿蛋白阴性，血压正常，日常饮食偏咸。正确的护理是

A. 严格限制盐的摄入

B. 严格限制水的摄入

C. 适当限制水的摄入

D. 适当低盐饮食

E. 可不做任何限制

21. 某妇女确定早孕，出现尿频、尿急现象，正确的护理是

A. 嘱孕妇多饮水

B. 嘱孕妇保证充足的睡眠

C. 给予抗感染药物

D. 给予抗利尿药物

E. 属孕期生理现象，无需处理

22. 初次怀孕妇女前来产科门诊咨询有关孕期常见症状，护士给予的解释中，错误的是

A. 早孕反应在 12 周左右消失

B. 早期尿频、尿急为泌尿系统感染

C. 肠蠕动减弱易致便秘

D. 下肢肌肉痉挛为缺钙表现

E. 孕晚期下肢水肿，休息后消退属正常

23. 初孕妇，30 岁，妊娠 3 个月。常规做骨盆外测量，其中最重要的外侧径线是

A. 髂棘间径

B. 髂嵴间径

C. 骶耻外径

D. 粗隆间径

E. 坐骨结节间径

24. 在为孕妇测量骶耻外径时，正确的体位是
    A. 左侧卧位，右腿屈曲，左腿伸直
    B. 左侧卧位，左腿屈曲，右腿伸直
    C. 右侧卧位，左腿屈曲，右腿伸直
    D. 右侧卧位，右腿屈曲，左腿伸直
    E. 仰卧位，两腿弯曲外展，双手抱膝

25. 初孕妇，28 岁，孕 33 周，重度子痫前期，行 B 超检查了解胎儿发育情况，常用于判断胎儿大小的胎头径线是
    A. 双顶径
    B. 枕额径
    C. 枕颏径
    D. 双颞径
    E. 枕下前囟径

26. 某孕妇，自感胎动，胎儿头发已长出，也可通过外生殖器分辨男女，估计孕龄是
    A. 孕 12 周
    B. 孕 16 周
    C. 孕 20 周
    D. 孕 32 周
    E. 孕 36 周

27. 一孕妇进行首次产检后，被告知复查时不需进行的项目是
    A. 检查胎方位
    B. 推算预产期
    C. 测血压、体重
    D. 询问病史
    E. 孕期宣教

28. 李女士，29 岁，G2P1，妊娠 37 周，在脐下左侧处听诊胎心音最清楚，估计胎位为
    A. 枕右前位
    B. 枕左前位
    C. 骶左前位
    D. 骶右前位

E. 肩左前位

29. 孙女士，婚后 2 个月，停经 40 天，出现恶心、呕吐，她想了解预产期，不能作为推算预产期的依据的是
    A. 体重
    B. 早期孕妇检查
    C. 末次月经
    D. 妊娠反应
    E. B 超检查

30. 王女士，因停经 50 天到医院就诊，妇检中发现黑加征阳性，该征象是指
    A. 子宫增大变软
    B. 子宫呈球形
    C. 子宫颈充血变软
    D. 子宫底在耻骨联合上可触及
    E. 子宫峡部极软，子宫颈和子宫体似不相连

31. 某孕妇，孕 24 周，在产科学习有关孕期卫生保健，下列陈述中不正确的是
    A. 饮食应多样化
    B. 孕早期应禁用或慎用激素、抗生素
    C. 孕晚期应取仰卧位
    D. 妊娠最后 3 个月避免盆浴
    E. 孕妇宜穿宽松柔软衣服

32. 初孕妇，29 岁，孕 30 周后行自我胎动计数，正常的是
    A. 1～2 次/时
    B. 3～5 次/时
    C. 6～8 次/时
    D. 9～12 次/时
    E. 13～15 次/时

33. 一孕妇在产前检查中发现缺铁性贫血，在口服铁剂治疗时应同时服
    A. 维生素 A
    B. 维生素 B
    C. 维生素 C
    D. 维生素 D

E. 维生素 E

34. 一孕妇，妊娠 22 周，临床表现中不包括
   A. 半数妇女有早孕反应
   B. 子宫增大使腹部逐渐膨隆
   C. 孕 16 周起自感胎动
   D. 孕 18～20 周起在腹壁听到胎心
   E. 孕 20 周后在腹壁触到胎体

35. 宋女士，平素月经规律，现停经 40 天，作为一名护士，为确诊是否宫内妊娠，你建议她应做的辅助检查是
   A. B 超
   B. 测定雌激素
   C. 测定孕激素
   D. 妊娠试验
   E. 子宫颈刮片

36. 在孕妇学校学习中，一名女性咨询关于胎儿附属物的描述，下列描述错误的是
   A. 胎盘由底蜕膜、叶状绒毛膜和羊膜构成
   B. 妊娠足月胎盘重 450～650g
   C. 胎膜由蜕膜、绒毛膜和羊膜构成
   D. 脐带平均长 70cm，内有动、静脉各 2 条
   E. 妊娠足月羊水量 800～1000ml

37. 孕妇，29 岁，于孕 32 周行产前检查，自诉昨日突然阴道少量流血，无腹痛，此时，你应建议进行
   A. 腹部触诊
   B. 阴道检查
   C. B 超检查
   D. 血常规检查
   E. 后穹窿穿刺

38. 一孕妇，妊娠 28 周，行产前检查，发现肩先露，胎心音听得最清楚的部位是
   A. 脐部上方
   B. 脐部下方
   C. 脐部左侧
   D. 脐部右侧
   E. 左下腹部

39. 27 岁妇女，平时月经周期规律，现停经 3 个月，仍然晨起恶心、厌油，不能进食水，自觉疲乏无力，眼球下陷，皮肤黏膜干燥，尿量减少。既往身体健康。最可能诊断为
   A. 病毒性肝炎
   B. 肾盂肾炎
   C. 早期妊娠
   D. 妊娠剧吐
   E. 继发性肝炎

40. 齐女士，29 岁，平时月经不规则，2～3 个月一次，在停经 42 天查尿 HCG 阳性，现已停经 14 周，子宫底高度耻上 3 指，多普勒超声未闻及胎心，目前应选择的检查项目是
   A. X 线摄片
   B. 检测尿 HCG
   C. B 超检查
   D. 胎儿检查
   E. 胎儿心电图

41. 一名年轻女性，意外发现自己怀孕，但受家庭、工作、经济等条件限制，她想放弃这次怀孕，但又听说第一胎打掉，会影响以后受孕，并且害怕怀孕后身体变形不能恢复，这使她不知所措。此时该孕妇的心理评估属于
   A. 矛盾
   B. 震惊
   C. 接受
   D. 内省
   E. 恐惧

42. 一名孕妇，在孕前经常便秘，下列可预防便秘的食物是
   A. 辣椒
   B. 芹菜
   C. 馒头

D. 鸡蛋

E. 面条

43. 你给 5 位孕妇记录病史，下列不属于高危妊娠范畴的孕妇是

A. 孕妇年龄 32 岁

B. 妊娠合并心脏病

C. 孕晚期发生胎膜早破

D. 有剖宫产史

E. 有异位妊娠史

44. 某孕妇，在医生为其进行腹部四步触诊检查后，得知头先露，头先露中最常见的是

A. 枕前位

B. 枕后位

C. 前囟先露

D. 额先露

E. 面先露

【A₃/A₄ 型题】

(1～2 题共用题干)

某月经周期正常规律的孕妇，目前怀孕 28 周，孕期进展顺利，请估计胎儿的情况。

1. 身长约是

A. 30cm

B. 35cm

C. 40cm

D. 45cm

E. 50cm

2. 体重大约

A. 500g

B. 1000g

C. 1500g

D. 2000g

E. 2500g

(3～4 题共用题干)

26 岁已婚妇女，未产妇，平素月经规律，28 天 1 次，现停经 50 天，于 1 周前出现晨起恶心、呕吐，来医院就诊，尿妊娠试验阳性。

3. 尿妊娠试验是查体内的

A. 缩宫素水平

B. 黄体酮水平

C. 人绒毛膜促性腺激素水平

D. 雌激素水平

E. 黄体生成素水平

4. 目前对该孕妇进行的护理，不正确的是

A. 进行腹部检查，确定有无胎位异常

B. 向孕妇讲解有关孕期保健知识

C. 问清末次月经，计算预产期

D. 为孕妇安排产前检查时间

E. 为进一步确诊可行 B 超检查

(5～6 题共用题干)

某孕妇，末次月经不详，自述停经半年多，检查发现子宫底位于剑突下 2 横指位置，胎心正常。

5. 该孕妇可能的孕周是

A. 16 周末

B. 24 周末

C. 28 周末

D. 32 周末

E. 36 周末

6. 此阶段该孕妇下次产检时间是

A. 1 周后

B. 2 周后

C. 3 周后

D. 4 周后

E. 5 周后

(7～9 题共用题干)

初孕妇，30 岁，孕 36 周，胎方位 ROA，孕期顺利。自述近来晚上仰卧一段时间后出现头晕、血压下降现象。

7. 该孕妇最可能发生

A. 贫血

B. 妊娠合并低血压

C. 妊娠期高血压疾病

D. 仰卧位低血压综合征

E. 低血糖

8. 护士指导孕妇采取相应的措施是

A. 增强营养

B. 给予口服升压药

C. 口服葡萄糖水

D. 右侧卧位休息

E. 左侧卧位休息

9. 该孕妇胎心音最清楚的听诊部位在

A. 脐下左侧

B. 脐下右侧

C. 脐上右侧

D. 脐上左侧

E. 脐周

（10～13题共用题干）

王某，28岁，未产妇，述说平素月经规律，28天一次，每次持续3～4天。其末次月经是2013年2月11日，距今已有8周，现患者感觉疲乏，乳房触痛明显。

10. 除以上体征外，护士若考虑该妇女怀孕，其另外的可能体征是

A. 妊娠纹

B. 胎动感

C. 恶心

D. 妊娠斑

E. 呼吸困难

11. 为了进一步确诊其是否怀孕，下列可以提供确诊依据的检查是

A. 多普勒超声听胎心

B. 胎动

C. 放射检查脊柱轮廓

D. B超显示胎心搏动

E. 检查血中激素水平

12. 该孕妇的预产期是

A. 2013年10月18日

B. 2013年11月5日

C. 2013年11月18日

D. 2013年12月5日

E. 2013年12月18日

13. 孕8个月妇女来医院产检。自诉有时心慌、气急，无呼吸困难，担心心脏功能有问题，你应告知在妊娠期间心脏负荷最重的时期是

A. 孕20～24周

B. 孕28～30周

C. 孕32～34周

D. 孕39周

E. 孕40周

（14～16题共用题干）

某孕妇，36岁，孕70天，近几天感到外阴瘙痒、红肿，伴有烧灼痛，白带增多。

14. 应建议她到医院做

A. 阴道分泌物悬滴检查

B. 子宫颈刮片

C. 子宫颈管涂片

D. 阴道侧壁涂片

E. 阴道窥器检查

15. 若化验阴道分泌物pH降低，则该孕妇易患哪种类型阴道炎

A. 滴虫阴道炎

B. 老年性阴道炎

C. 淋菌性阴道炎

D. 念珠菌性阴道炎

E. 前庭大腺炎

16. 若分泌物检查未见异常，下列不正确的健康教育内容是

A. 保持外阴清洁

B. 穿棉质透气性好的内裤

C. 定期到医院进行阴道冲洗

D. 少食辛辣刺激食物

E. 勤换内裤

三、简答题

1. 简述着床必备的条件。

2. 介绍胎盘的主要功能。

3. 简述分娩前准备内容。

参考答案与解析

一、名词解释

1. 妊娠：妊娠是胚胎和胎儿在母体内发育成熟的过程。

2. 受精：精子与卵子结合的过程为受精。

3. 桑椹胚：受精卵约在受精后第 3 日，分裂成由 16 个细胞组成的实心细胞团，称桑椹胚。

4. 着床：晚期囊胚逐渐侵入子宫内膜的过程称受精卵着床，也称受精卵植入。

5. 胚胎：妊娠 8 周前称胚胎，为主要器官结构分化发育的时期。

6. 仰卧位低血压综合征：孕妇如长时间仰卧位，因增大的子宫压迫下腔静脉使血液回流受阻，可引起回心血量减少，心排血量降低，血压下降，心率加快，头晕、恶心等症状，称仰卧位低血压综合征。

7. 生理性贫血：血容量自妊娠 6 周起开始增加，至妊娠 32～34 周时达高峰，约增加 35%，维持此水平直至分娩。血浆增加 1000ml，多于红细胞增加的 500ml，使血液稀释而出现生理性贫血。

8. 胎产式：胎儿身体纵轴与母体身体纵轴之间的关系称胎产式。

9. 胎方位：胎儿先露部指示点与母体骨盆的关系称胎方位，简称胎位。

10. 胎先露：最先进入骨盆入口的胎儿部分称为胎先露。

二、选择题

A₁ 型题

1. C	2. C	3. C	4. A	5. B	6. C	7. C	8. A	9. B
10. B	11. B	12. C	13. A	14. D	15. E	16. D		

A₂ 型题

1. B 2. A 3. A 4. C 5. B 6. D 7. C 8. D 9. A
10. D 11. E 12. E 13. B 14. B 15. B 16. E 17. E 18. B
19. E 20. D 21. E 22. B 23. C 24. B 25. A 26. B 27. B
28. B 29. A 30. E 31. C 32. B 33. C 34. A 35. A 36. D
37. C 38. B 39. D 40. 考 41. A 42. B 43. A 44. A

A₃/A₄ 型题

1. B 2. B 3. C 4. A 5. E 6. A 7. D 8. E
9. B 10. C 11. D 12. C 13. C 14. A 15. D 16. C

【解析】

A₁ 型题

1. 在受精卵着床后，滋养层细胞迅速增殖，滋养层增厚并形成许多不规则突起，称绒毛。滋养层也随之改名为绒毛膜。

2. 叶酸可预防胎儿神经管畸形，怀孕前 3 个月至怀孕后 3 个月补充叶酸 5mg，每日 1 次。而其余四项均可能导致胎儿畸形。

3. 受孕激素影响，肾盂及输尿管增粗且蠕动减弱，尿流缓慢，且右侧输尿管受右旋子宫压迫，致使尿液逆流，孕妇易发生肾盂肾炎，以右侧多见。可通过左侧卧位预防。下腔静脉因增大子宫受压引起血液回流受阻，导致仰卧位低血压综合征、外阴静脉曲张、下肢静脉曲张、痔疮。

6. 绒毛中有毛细血管，胎儿血自脐动脉入绒毛毛细血管网，再经脐静脉而入胎儿体内。胎儿代谢废物经蜕膜小静脉回流入母体血循环，所以胎盘有母体和胎儿两套血液循环，两者的血液在各自封闭的管道内循环，互不相通。但两者可以通过绒毛中的血管壁、绒毛间隙、绒毛表面细胞层进行物质交换。正因为母体与胎儿间有胎盘血液屏障，大分子物质不可通过胎盘绒毛间隙，起到一定的防御功能。

7. 妊娠期骨髓不断产生红细胞，红细胞计数为 $3.6 \times 10^{12}/L$，由于血液稀释，血红蛋白约为 $110g/L$，白细胞稍增加，约为 $10 \times 10^9/L$，有时可达 $15 \times 10^9/L$。妊娠期红细胞沉降率加快，可达 $100mm/h$。妊娠期凝血因子 Ⅱ、Ⅴ、Ⅶ、Ⅷ、Ⅸ、Ⅹ 均增加，有利于防止产后出血。

10. 妊娠期肾负担加重。肾血浆流量、肾小球滤过率比非妊娠时增加 50%，由于肾小球滤过率增加，而肾小管对葡萄糖重吸收能力不能相应增加，故孕妇饭后可出现生理性糖尿。妊娠早期，由于增大的子宫压迫膀胱，引起尿频，妊娠 12 周以后子宫体超出盆腔，尿频症状消失。妊娠中期，肾盂及输尿管增粗且蠕动减弱，且右侧输尿管受右旋子宫压迫，致使尿液逆流，孕妇易发生右侧肾盂肾炎。妊娠末期胎头下降压迫膀胱，可出现尿频。

14. 四步触诊中，前三步面向孕妇头端，第四步面向足端。第一步判断子宫底高度及子宫底是胎儿头还是臀，第二步判断胎背与胎儿肢体，第三步判断胎先露及其衔接情况，第四步进一步核实前三步判断是否正确。

A₂ 型题

1. 推算预产期从末次月经第 1 日起，月份减 3 或加 9，日期加 7。如为阴历，月份仍减 3 或加 9，但日期加 15。也可先换算成公历再推算预产期。实际分娩日期与推算的预产期可以相差 1～2 周。

2. 约有半数的妇女在停经 6 周左右出现晨起畏寒、头晕、乏力、嗜睡、流涎、恶心、呕吐、食欲减退和偏食，称早孕反应。可能与体内 HCG 增多、胃酸分泌减少及胃排空延长有关。一般至 12 周左右自然消失。若妊娠 3 个月后仍持续呕吐，需及时就诊。

3. 妊娠试验是一种快速检测方法，临床常用早早孕诊断试纸法。其利用孕卵着床后滋养层细胞分泌 HCG，并经孕妇尿中排出的原理，妊娠后 10 天左右用免疫学方法测定孕妇血或尿中 HCG 含量，协助诊断早期妊娠。黄体酮试验、基础体温测定、子宫颈黏液检查一般用于了解女性生殖系统内分泌情况，指导受孕的女性，不适合作为检测妊娠的首选检查方法。

4. 胎心音和胎动计数是孕妇自我监护胎儿宫内情况的一种重要手段。每小时胎动数应不少于 3 次，12h 胎动累计数不得少于 10 次。凡 12h 内胎动累计数少于 10 次，或逐日下降 ＞50% 而不能恢复者，均应视为子宫胎盘功能不足、胎儿缺氧，应及时就诊。

5. 胎背、胎头总是在一个方向，在右前方，关键判断胎先露是头还是臀，题中提示子宫底部为胎头，胎心音位于脐左上方，说明臀先露，骶右前。

8. 妊娠 28 周，胎儿身长约 35cm，体重约 1000g。皮下脂肪沉积不多，皮肤粉红色，四肢活动好，可有呼吸运动，但肺泡 II 型细胞中表面活性物质含量低，此时生后易患特发性呼吸窘迫综合征，如加强护理，可以存活。

9. 如坐骨结节间径（出口横径）小于 8cm，应测量出口后矢状径（坐骨结节间径中点至骶骨尖），正常值为 9cm。出口横径与出口后矢状径之和大于 15cm 者，一般足月胎儿（3000g 以下）可以娩出。

10. 孕期血压升高不可超过 140/90mmHg，或较基础血压升高 30/15mmHg，体温超过 37.5℃为发热，提示感染的可能，胫骨前凹陷性水肿考虑排除妊娠期高血压疾病，孕期呼吸频率一般在 18～20 次/分，变化不大。

11. 一般在妊娠 4 个月左右可感觉胎动，该孕妇感觉胎动已有 5 个月，故现妊娠大于 9 个月。

15. 听诊胎心音、数胎动、测子宫高与腹围、B 超、胎心监护都可以判断胎儿宫内情况，但自数胎动是孕妇自我监测估计胎儿宫内安危最简便的方法，孕妇在家就可操作执行，不受条件限制，若突然出现胎动过频或减少均可提示胎儿缺氧，嘱孕妇及时到医院检查。

16. 早期妊娠于腹部是听不到胎心音的，一般在妊娠 18～20 周可听到。首次产检要进行全面体格检查和产科检查。

17. 孕妇如长时间仰卧位，可引起回心血量减少、心排血量降低、血压下降、心率加快、头晕、恶心等症状，称仰卧位低血压综合征。所以孕妇在孕期应以左侧卧位为宜，改善胎盘血流量。

20. 孕妇在妊娠后期常有踝部、小腿下半部轻度水肿，经休息后可消退，属正常。该孕妇化验检查无异常，饮食偏咸，可适当低盐饮食。如孕妇饮食正常，可不做任何限制。如出现全身水肿、肺水肿，则严格限制水、盐的摄入。

21. 孕早期出现尿频、尿急是生理现象，因为增大的子宫挤压膀胱，12 周子宫底超出盆腔，症状自然缓解。孕妇应保持水分摄入、充足的睡眠，妊娠期不宜自行口服药物，以免对胚胎或胎儿造成不良影响，必要时按医嘱用药。

22. 早孕反应一般于妊娠 6 周左右出现，12 周消失。尿频是由于盆腔内子宫增大压迫膀胱而引起，妊娠 12 周后子宫超出盆腔则尿频症状自然消失。增大的子宫压迫及激素影响导致胃肠道平滑肌张力下降，胃肠蠕动减慢，易发生便秘，妊娠 4 个月以后注意补钙、喝牛奶，防止小腿肌肉痉挛。一般妊娠晚期增大子宫易压迫下腔静脉而出现下肢水肿，小腿水肿经休息后消退是正常的。

23. 骶耻外径能够反映骨盆入口前后径有无狭窄，若狭窄提示头盆不称。

25. 双顶径大小可估计胎儿的大小，结合产道、产力采取分娩方式，足月妊娠时胎儿双顶径达 9.3cm。达到 8.5cm 提示胎儿发育成熟。

27. 产前检查复诊时不必再计算预产期与进行骨盆外测量，这两项均在首次产检完成，不再重复。每次复诊时要了解上次产检后的情况，注意有无异常，要测血压、体重、子宫高、腹围，腹部四步触诊检查判断胎方位、胎先露及其衔接情况。

29. 推算预产期除了依据末次月经，还可根据早孕反应出现时间、胎动开始时间、子宫高度以及胎儿大小等加以估计。而体重在怀孕早期是下降的，因为早孕反应恶心、呕吐、偏食，进食减少，所以体重会有所下降，到了妊娠中期，早孕反应消失，体重会增加，整个孕期体重平均增加 12.5kg。

30. 妊娠早期，妇检时子宫增大变软，呈球形，子宫颈变软，子宫峡部极软，双合诊时子宫体与子宫颈似不相连的情况称黑加征，是早孕妇科检查时典型的体征。妊娠 3 个月后在耻骨联合上缘可触及子宫底。

35. B 超是确诊早孕快速、准确的方法。妊娠 5 周时可见增大的子宫轮廓，其中有圆形妊娠囊，囊内可见胚芽和原始心血管波动。妊娠试验能够快速判断是否妊娠，但不能确诊为宫内妊娠，需借助 B 超确诊。测定雌、孕激素可了解内分泌变化，子宫颈刮片是筛查子宫颈癌常用的方法。

37. 妊娠中晚期 B 超是重要检查方法，该孕妇阴道流血需要借助 B 超排除早产、前置胎盘、胎盘早剥等疾病。腹部触诊可判断胎方位；阴道检查不适合；血常规检查提示血红蛋白、红细胞有无减少，不能提示疾病诊断；后穹窿穿刺适合腹腔内出血患者，常用于异位妊娠的诊断。

39. 该孕妇早孕反应严重，持续时间长（超过 3 个月），伴有脱水。应考虑妊娠剧吐，应住院治疗。纠正水及电解质紊乱、酸中毒。既往史无异常，不考虑肝炎。而肾盂肾炎临床特点为尿频、尿急、尿痛，伴有发热。

40. 该孕妇停经 42 天妊娠试验阳性，提示妊娠，现停经 14 周，孕妇想了解胎儿是否存活，多普勒超声很难听到胎心，可借助 B 超显示胎心搏动和胎盘位置，了解胎儿发育大小。妊娠中不适合检测尿 HCG，因为 HCG 在妊娠 12 周以后水平下降，也不能了解胎儿的情况。因该孕妇妊娠月份较小，不适合胎儿监护仪。胎儿心电图主要用于了解胎儿心脏发育情况。无特殊情况孕妇不宜摄 X 线片，以免对胎儿造成不良影响。

42. 食物中含有的纤维素难以被完全消化吸收，致使粪便量增加，成为肠道运动的有效机械性刺激物，强化排便，减少粪便干燥。多食含纤维素性食物，可预防便秘，含纤维素食物主要是绿叶蔬菜和水果。其余各项无预防便秘的作用。

A₃/A₄ 型题

4. 孕早期首次产检要询问病史、体格检查、骨盆外测量、血及尿常规检查、B 超检查以确定是否宫内妊娠，讲解有关孕期保健常识，而腹部检查要在妊娠中期以后腹部膨隆时才可触及胎儿。

6. 产前检查应于确诊早孕的开始，首次产前检查未发现异常者，应于妊娠 20 周开始进行规律产检。妊娠 20～36 周每 4 周检查一次，妊娠 36 周后每周检查一次，即于妊娠 20、24、28、32、36、37、38、39、40 周，共行产前检查 9 次。凡属高危妊娠者酌情增加检查次数，必要时住院。该孕妇经检查孕 36 周，下一次检查时间是 1 周后。

10. 早期妊娠临床特点主要为停经、早孕反应（恶心、呕吐、偏食、厌油腻等）、尿频，而妊娠纹、胎动、妊娠斑在中晚期出现。

13. 一般在妊娠 36 周因膈肌上升达剑突下，使胸腔活动受限，心脏受挤压，而出现呼吸困难，初产妇在预产期前 2 周胎先露入盆，膈肌下降，胸腔活动空间有所改善，孕妇感觉呼吸顺畅，食欲有所增加。

14. 于妊娠初 3 个月及末 3 个月阴道分泌物增多是明显的妊娠期正常的生理变化，但若伴有外阴瘙痒、红肿、烧灼痛、白带多，应到医院检查，阴道分泌物悬滴检查即可查出感染的病原体。

15. 妊娠期孕妇阴道黏膜皱襞增多、变软，紫蓝着色，伸展性增加，阴道分泌物增多，阴道上皮细胞糖原含量增加，乳酸含量增加，使阴道分泌物 pH 降低，不利于一般致病菌生长，有助于防止感染。但若不注意外阴卫生，阴道 pH 降低，易于感染念珠菌而引起阴道炎，临床表现以外阴瘙痒为主要特征，伴有红肿、烧灼痛、白带增多黏稠。

16. 妊娠期孕妇要注意个人卫生，每日洗澡（淋浴），清洗外阴，保持外阴部清洁，或经常洗澡以避免分泌物刺激，严禁阴道冲洗。嘱孕妇穿透气性好的棉质内裤，经常更换。

三、简答题

1. 完成着床的条件是：①透明带消失；②囊胚滋养层分化出合体滋养层细胞；③囊胚和子宫内膜同步发育并相互配合；④孕妇体内有足够的黄体酮（孕酮）。

2. 胎盘的功能极其复杂，其主要功能有：

（1）气体交换：在胎盘中通过扩散作用进行气体交换，以保证胎儿氧气需要。

（2）供应营养：将营养物质输送入胎儿血中，同时使物质结构发生改变以适合胎儿需要。

（3）排出代谢产物：胎儿的代谢产物经胎盘渗入母血，然后排出。

（4）防御功能：胎盘有一定的屏障作用，但各种病毒及小分子量的药物均可通过胎盘，而导致胎儿畸形甚至死亡。

（5）免疫功能：产生一些纤维蛋白样物质和酶，避免免疫排斥反应的发生。

（6）内分泌功能：胎盘可合成蛋白激素、甾体激素和某些酶。蛋白激素主要包括人绒毛膜促性腺激素和胎盘生乳素等；甾体激素主要包括雌激素和孕激素等；胎盘还可以合成某些酶。其中，催产素酶可使催产素灭活，起到维持妊娠的作用。

3. 分娩的准备包括：

（1）识别先兆临产：假临产、胎儿下降感、见红。

（2）分娩前后物品的准备：母亲及新生儿用品准备。

（3）分娩知识简介：利用上课、看录像、发健康教育处方、模拟训练等形式进行分娩知识的介绍，正确看待分娩过程和分娩所引起的不适，理解分娩是一种生理现象。使孕妇树立分娩的信心，顺利度过孕产期。

（4）分娩时不适的应对技巧：拉梅兹分娩法（廓清式呼吸、放松技巧、意志控制的呼吸、划线按摩法）、瑞德法、布莱德雷法（丈夫教练法）。孕期进行练习，减轻分娩时的疼痛。

（姚伟妍）

第三章　分娩期妇女的护理

测 试 题

一、名词解释

1. 分娩　　2. 早产　　3. 足月产　　4. 分娩机制　　5. 第一产程　　6. 第二产程
7. 第三产程　　8. 衔接　　9. 着冠

二、选择题

【A₁ 型题】

1. 在分娩过程中起主导作用的力量是
   - A. 子宫收缩力
   - B. 腹肌收缩力
   - C. 膈肌收缩力
   - D. 肛提肌收缩力
   - E. 盆底肌收缩力

2. 骨盆入口平面的特点是
   - A. 圆形
   - B. 横椭圆形
   - C. 纵椭圆形
   - D. 正三角形
   - E. 倒三角形

3. 骨盆各平面中，最窄的平面是
   - A. 大骨盆入口平面
   - B. 小骨盆入口平面
   - C. 中骨盆平面
   - D. 出口前三角形
   - E. 出口后三角形

4. 骨盆出口横径是指
   - A. 耻骨联合下缘至骶尾关节间的距离
   - B. 两坐骨结节内侧缘间的距离
   - C. 耻骨联合下缘至坐骨结节间径中点间的距离
   - D. 骶尾关节至坐骨结节间径中点间的距离
   - E. 耻骨联合下缘中点通过两侧坐骨棘连线中点至骶骨下端间的距离

5. 关于骨盆倾斜度的描述，正确的是
   - A. 为妇女直立时，骨盆中平面与地平面所形成的角度
   - B. 一般非妊娠期为 40°～50°
   - C. 妊娠晚期可增大 10°
   - D. 正常条件下，骨盆倾斜度在 70°～75°不影响分娩
   - E. 骨盆倾斜度过大会阻碍胎头的衔接、下降和内旋转

6. 在胎头径线中，临床上通过 B 超测量来估计胎儿大小的径线是
   - A. 枕额径
   - B. 小斜径
   - C. 大斜径
   - D. 双顶径
   - E. 前后径

7. 关于分娩机制的整个过程，描述正确的是
   - A. 衔接、下降、内旋转、俯屈、仰伸、复位及外旋转
   - B. 衔接、下降、俯屈、仰伸、内旋转、复位及外旋转
   - C. 衔接、下降、俯屈、内旋转、仰伸、复位及外旋转
   - D. 衔接、下降、俯屈、仰伸、复位、

内旋转及外旋转

E. 衔接、下降、仰伸、内旋转、俯屈、复位及外旋转

8. 初产妇第一产程需
   A. 7～8h
   B. 8～9h
   C. 9～10h
   D. 10～11h
   E. 11～12h

9. Apgar 评分是根据新生儿的 5 项体征，这些体征是
   A. 心率、呼吸、肌张力、喉反射及吸吮反射
   B. 心率、呼吸、肌张力、吞咽反射及皮肤颜色
   C. 心率、呼吸、肌张力、膝反射及皮肤颜色
   D. 心率、呼吸、肌张力、喉反射及皮肤颜色
   E. 心率、呼吸、血压、喉反射及皮肤颜色

10. 关于第二产程的描述，正确的是
    A. 又称子宫颈扩张期
    B. 指从子宫口开全到胎儿娩出的一段时间
    C. 初产妇需 2～4h
    D. 经产妇一般不超过 2h
    E. 宫缩持续时间约 30s，间隔5～6min

11. 正常胎心率是规律的，每分钟为
    A. 100～140 次
    B. 110～150 次
    C. 120～160 次
    D. 130～170 次
    E. 140～200 次

12. 关于第一产程活跃期叙述正确的是
    A. 活跃期是指子宫口扩张 3～10cm
    B. 平均每 2～3h 扩张 1cm
    C. 约需 8h
    D. 最大时限为 16h
    E. 活跃期又划分为 3 期，依序为减

速期、加速期、最大加速期

【A₂ 型题】

1. 某待产妇已临产，子宫口开大 4cm，此时护士判断其处于
   A. 第一产程潜伏期
   B. 第一产程活跃期
   C. 第二产程
   D. 第三产程
   E. 第四产程

2. 某待产妇出现破膜，羊水清，正确的护理措施是
   A. 立即测量血压
   B. 取头低脚高位
   C. 嘱左侧卧位
   D. 立即听胎心音
   E. 给予抗生素

3. 某孕妇临产后，检查子宫口开大 2cm，胎头下降－2，未破膜，护士应告知待产妇
   A. 严格卧床休息
   B. 鼓励进水
   C. 不鼓励进食
   D. 屏气用力
   E. 尽量不要自主排尿

4. 某待产妇宫缩每 30s 一次，持续 1min 左右，子宫口已开全，护士听胎心的频率是
   A. 每 5～15min 测听一次
   B. 每 10～20min 测听一次
   C. 每 15～25min 测听一次
   D. 每 25～35min 测听一次
   E. 每 35～45min 测听一次

5. 某产妇自觉宫缩前来就诊，护士为其测量宫缩，正确的做法是
   A. 将手放在产妇腹壁的子宫体部
   B. 按压腹部，观察 5min
   C. 将手在产妇腹壁上移动触摸
   D. 手法柔和，用力适当
   E. 嘱孕妇自感宫缩时告知，再进行

腹部触摸

6. 某产妇已临产，在第一产程中，护士测量胎心的时间是
   A. 宫缩的间歇期每 4h 测一次
   B. 宫缩的收缩期每 4h 测一次
   C. 宫缩的间歇期每 2h 测一次
   D. 宫缩的收缩期每 2h 测一次
   E. 每 2h 测一次

7. 某待产妇子宫口开全，进入第二产程，护士指导其屏气用力，正确的方法是
   A. 宫缩间歇时，先深吸一口气，屏住气使腹肌和膈肌收缩，然后如排便样向下用力
   B. 宫缩开始时，先放松休息，等宫缩接近结束时，再屏气用力
   C. 在胎头着冠后，宫缩时不应再屏气用力
   D. 在胎头着冠后，宫缩时还应继续屏气用力
   E. 在胎头着冠后，宫缩间歇期产妇呼气并使全身肌肉放松

8. 某经产妇，子宫口开大 5cm，进入产房，护士为其做好接产前的清洁消毒工作，清洁外阴部的顺序是
   A. 小阴唇、大阴唇、阴阜、阴蒂、大腿内上 1/3、会阴和肛门周围
   B. 大阴唇、小阴唇、阴阜、阴蒂、大腿内上 1/3、会阴和肛门周围
   C. 大阴唇、小阴唇、阴蒂、阴阜、大腿内上 1/3、会阴和肛门周围
   D. 小阴唇、大阴唇、阴蒂、大腿内上 1/3、阴阜、会阴和肛门周围
   E. 大阴唇、小阴唇、阴阜、阴蒂、会阴、大腿内上 1/3 和肛门周围

9. 某产妇阴道分娩一女婴，体重 3200g，护士为其进行 Apgar 评分：出生后 1min 心率 110 次/分，呼吸佳，四肢屈曲活动好，喉反射出现咳嗽、恶心，躯干红，四肢青紫。该女婴 Apgar 评分为
   A. 6 分
   B. 7 分
   C. 8 分
   D. 9 分
   E. 10 分

10. 某产妇已于 10min 前阴道娩出一男婴，护士欲协助其娩出胎盘，正确的做法是
    A. 首先确认胎盘是否完全剥离
    B. 按压子宫体部
    C. 揉搓子宫底部
    D. 牵拉脐带
    E. 旋转脐带并向外牵拉

11. 某产妇曾有产后出血史，此次阴道分娩，当胎儿娩出后，为预防产后出血，正确的处理措施是
    A. 行手取胎盘术
    B. 静脉注射麦角新碱 0.4mg
    C. 静脉注射麦角新碱 0.2mg
    D. 缩宫素 20U 加于 25% 葡萄糖液静脉注射
    E. 经脐静脉快速注入内加缩宫素 20U 的生理盐水 20ml

12. 某产妇阴道分娩一女婴，30min 后胎盘仍未娩出，此时护士正确的处理措施是
    A. 报告医生此属异常分娩
    B. 若阴道流血不多，可轻轻按压子宫
    C. 行手取胎盘术
    D. 继续等待至 2h
    E. 牵拉脐带，协助胎盘娩出

13. 某孕妇测量其出口横径为 8.5cm，护士应向其进行的正确解释是
    A. 指耻骨联合下缘至骶尾关节间的距离，平均值为 11.5cm
    B. 指耻骨联合下缘至坐骨结节间径中点间的距离，平均值为 6cm
    C. 指骶尾关节至坐骨结节间径中点

间的距离，平均值为 8.5cm

  D. 指两坐骨结节内侧缘间的距离，平均值为 9cm

  E. 指两坐骨棘间的距离，平均值为 10cm

14. 某孕妇，孕 39^{+3} 周，产前检查告知，胎头已衔接，询问护士什么是衔接，护士正确的回答是

  A. 胎头沿骨盆轴方向向上向前

  B. 当胎头到达中骨盆平面时发生内旋转

  C. 胎头下降至骨盆底时，进一步俯屈使下颏接近胸部

  D. 是胎头沿骨盆轴前进的动作

  E. 胎头双顶径进入骨盆入口平面，胎头颅骨最低点接近或达到坐骨棘水平

15. 某初产妇，当日上午 8 时临产，子宫口开大 1cm，入待产室，很焦虑，询问护士何时子宫口开全，护士正确的回答是

  A. 需 6~8h

  B. 需 9~10h

  C. 需 11~12h

  D. 需 13~14h

  E. 需 14~16h

16. 某待产妇，子宫口开大 9cm 时，出现羊水流出，询问护士，护士正确的解释是

  A. 胎膜多在子宫口近开全时自然破裂

  B. 属异常现象，应紧急行剖宫产

  C. 胎儿出现呼吸窘迫

  D. 产程受阻

  E. 产力过强

17. 某待产妇子宫口已开全，但尚未破膜，此时护士应采取的措施是

  A. 按摩子宫

  B. 人工破膜

  C. 阴道检查

  D. 肛查

  E. 灌肠

18. 某待产妇，早 9 时临产，下午 1 时查子宫口开大 2cm，护士判断为

  A. 处于第一产程潜伏期，产程进展正常

  B. 处于第一产程潜伏期，产程进展缓慢

  C. 处于第一产程活跃期，产程进展正常

  D. 处于第一产程活跃期，产程进展缓慢

  E. 处于第二产程，产程进展正常

19. 某待产妇，胎头下降＋1，其正确的解释是

  A. 胎儿颅骨最低点在坐骨结节平面上 1cm

  B. 胎儿颅骨最低点在坐骨结节平面下 1cm

  C. 胎儿颅骨最低点在坐骨棘平面上 1cm

  D. 胎儿颅骨最低点在坐骨棘平面下 1cm

  E. 胎儿颅骨最低点在骨盆入口平面下 1cm

20. 某待产妇主诉有羊水流出，护士正确的判断方法是

  A. 通过阴道检查是否破膜

  B. 观察是否为略显混浊的不透明液体

  C. 观察是否为无色、无味液体

  D. 用 pH 试纸测阴道流水，呈酸性

  E. 用 pH 试纸测阴道流水，呈碱性

21. 某待产妇在第一产程中，发现胎心变化异常，为准确判断是否存在宫内缺氧，应进行的检查是

  A. 胎儿心电图检查

  B. 胎儿头皮血检查

  C. 羊水穿刺

  D. 胎儿监护仪监测

  E. 出凝血时间检查

22. 某待产妇,孕 42 足周,在第一产程中,为其测量胎心的频率和时间是
    A. 每 3h 一次,每次听 1min
    B. 每 2h 一次,每次听 1min
    C. 每 1h 一次,每次听 1min
    D. 每 1h 一次,每次听 30s
    E. 每 1h 一次,每次听 15s

23. 某待产妇处于第一产程,为其进行胎心监测,发现宫缩后较长时间胎心率 170 次/分,此时正确的护理措施是
    A. 给予镇静剂
    B. 终止妊娠,行剖宫产术
    C. 继续监测胎心变化
    D. 给待产妇左侧卧位、吸氧
    E. 给予缩宫素

24. 某孕妇自觉有规律宫缩,护士为其测量宫缩,记录宫缩的持续时间,正确的描述是
    A. 子宫开始收缩到开始放松所需的时间
    B. 子宫开始收缩到下一次子宫开始收缩所需的时间
    C. 子宫开始放松到下一次子宫开始收缩所需的时间
    D. 子宫开始放松到下一次子宫开始放松所需的时间
    E. 连续 3 次子宫收缩的时间的平均数

25. 某待产妇在第一产程出现破膜,观察羊水清,检查胎头尚未入盆,此时正确的护理措施是
    A. 给待产妇吸氧
    B. 嘱待产妇卧床
    C. 嘱待产妇屏气用力
    D. 连续监测胎心
    E. 给待产妇抗生素

【A₃/A₄ 型题】

(1~3 题共用题干)

某产妇,31 岁,孕 38⁺⁴ 周,自述有宫缩,无其他不适,前来就诊。

1. 护士接诊时首要的护理措施是
    A. 给予灌肠
    B. 收入产房
    C. 亲自评估宫缩
    D. 给予吸氧
    E. 进行胎心监护

2. 为诊断是否临产,还应进行的检查是
    A. 阴道诊检查子宫口扩张以及胎先露下降的程度
    B. 胎儿监护仪检查
    C. 胎儿头皮血检查
    D. 孕妇生命体征检查
    E. 孕妇心电图检查

3. 判断该产妇已临产,收入院,正确的护理措施是
    A. 在宫缩收缩期每 2h 测 1 次胎心
    B. 测量宫缩时,连续观察 3 阵宫缩
    C. 控制液体入量
    D. 禁止淋浴
    E. 卧床休息

(4~6 题共用题干)

某待产妇,28 岁,孕 39⁺⁴ 周,已临产,宫缩每 1min 一次,持续 50~60s,子宫口开大 9cm,胎头下降 "0" 位。

4. 此时该待产妇处于
    A. 第一产程潜伏期
    B. 第一产程活跃期
    C. 第二产程
    D. 第三产程
    E. 第四产程

5. 当该待产妇子宫口开全后,胎膜未破,此时助产人员的正确处理措施是
    A. 嘱左侧卧位
    B. 按摩子宫
    C. 行人工破膜
    D. 行阴道检查
    E. 行胎心监测

6. 继续密切观察待产妇的宫缩情况,发

现宫缩每 3min 一次，持续 40～45s，此时正确的处理措施是

A. 遵医嘱给予地西泮

B. 遵医嘱给予硫酸镁

C. 遵医嘱给予吸氧

D. 遵医嘱给予缩宫素

E. 遵医嘱给予麦角新碱

（7～9 题共用题干）

7. 某初产妇，29 岁，孕 39^{+1} 周，已临产，规律宫缩，当子宫口开全后，正确的护理措施是

A. 禁止饮水

B. 宫缩时屏气用力

C. 每 30min 测听一次胎心

D. 行灌肠以刺激宫缩

E. 胎心若有异常及时通知医师并给

予产妇吸氧

8. 该产妇阴道产出一男婴，助产人员协助其娩出胎盘，正确的方法是

A. 首先判断胎盘是否完全剥离

B. 先顺时针后逆时针牵拉胎盘

C. 挤压子宫并揉搓

D. 进行手取胎盘

E. 给予缩宫素

9. 该产妇分娩结束后，助产人员为其检查会阴裂伤情况，发现裂伤部位限于会阴后联合、会阴皮肤，判断裂伤程度为

A. 0 度

B. Ⅰ度

C. Ⅱ度

D. Ⅲ度

E. Ⅳ度

三、简答题

1. 简述宫缩力迫使胎头下降的 4 种方式。

2. 简述产程的分期及产程的划分。

3. 简述识别胎盘剥离的 4 个征象。

4. 简述会阴裂伤的分度。

5. 简述在第二产程指导产妇屏气用力的要点。

参考答案与解析

一、名词解释

1. 分娩：妊娠满 28 周（196 日）及以上，胎儿及其附属物从临产开始到全部从母体娩出的过程，称为分娩。

2. 早产：妊娠满 28 周至不满 37 足周（196～258 日）期间的分娩，称为早产。

3. 足月产：妊娠满 37 周至不满 42 足周（259～293 日）期间分娩，称为足月产。

4. 分娩机制：分娩机制是指胎儿先露部为适应骨盆各平面的不同形态，被动地进行一系列的适应性转动，以其最小径线通过产道的过程。

5. 第一产程：又称子宫颈扩张期，指从开始出现规律子宫缩到子宫口开全的一段时间。

6. 第二产程：又称胎儿娩出期，指从子宫口开全到胎儿娩出的一段时间。

7. 第三产程：又称胎盘娩出期，指从胎儿娩出到胎盘娩出的一段时间。

8. 衔接：胎头双顶径进入骨盆入口平面，胎头颅骨最低点接近或达到坐骨棘水平称为衔接（入盆）。

9. 着冠：随产程进展，胎头露出的部分逐渐增多，宫缩间隙时胎头始终暴露于阴道口而不回缩，称为"着冠"。

二、选择题

A₁ 型题

1. A   2. B   3. C   4. B   5. E   6. D   7. C   8. E   9. D
10. B   11. C   12. A

A₂ 型题

1. B   2. D   3. B   4. A   5. D   6. C   7. C   8. B   9. D
10. A   11. C   12. B   13. D   14. E   15. C   16. A   17. B   18. A
19. D   20. E   21. B   22. C   23. D   24. A   25. B

A₃/A₄ 型题

1. C   2. A   3. B   4. B   5. C   6. D   7. E   8. A
9. B

【解析】

A₁ 型题

1. 子宫收缩力是产力最主要的部分，贯穿于整个分娩过程。

2. 骨盆入口平面前起耻骨联合上缘，两侧经髂耻缘，后面至骶岬前缘，呈前后径短而横径长的横椭圆形。

3. 中骨盆平面为骨盆最窄平面，呈前后径长的纵椭圆形，其前方为耻骨联合下缘，两侧为坐骨棘，后方为骶骨下端。

4. 出口横径亦称坐骨结节间径，指两坐骨结节内侧缘间的距离，平均值为 9cm，是出口的重要径线。

5. 骨盆倾斜度为妇女直立时，骨盆入口平面与地平面所形成的角度，一般非妊娠期为51.2°（50°～55°），妊娠晚期可增大 3°～5°。正常条件下，骨盆倾斜度在 60°～70°不影响分娩。但如果大于 70°，则会阻碍胎头的衔接、下降和内旋转等。

6. 胎头双顶径为两侧顶骨隆突间的距离，正常足月胎儿的平均值为 9.3cm，是胎头最大横径，临床上通过 B 超测量此径线来估计胎儿大小。

7. 分娩机制是指胎儿先露部为适应骨盆各平面的不同形态，被动地进行一系列的适应性转动，以其最小径线通过产道的过程。整个过程可被分解为衔接、下降、俯屈、内旋转、仰伸、复位及外旋转等动作。

8. 第一产程又称子宫颈扩张期，指从开始出现规律宫缩到子宫口开全的一段时间。初产妇需 11～12h，经产妇需 6～8h。

9. Apgar 评分法用于判断有无新生儿窒息及窒息的严重程度。以新生儿的心率、呼吸、肌张力、喉反射及皮肤颜色 5 项体征为依据。

10. 第一产程开始时子宫收缩力弱，宫缩持续时间较短（约 30s），间隔较长（5～6min）。第二产程又称胎儿娩出期，指从子宫口开全到胎儿娩出的一段时间。初产妇需 1～2h，不超过 2h；经产妇通常在 30min 即可完成，不超过 1h。当待产妇子宫口开全后，方能指导其屏气用力。

11. 正常胎心率是规律的，每分钟为 120～160 次，多在 140 次左右。

12. 第一产程分为潜伏期和活跃期，潜伏期是指从临产出现规律宫缩开始至子宫口扩张 3cm，此间扩张速度较慢，平均每 2～3h 扩张 1cm，约需 8h，最大时限为 16h。活跃期是指子宫口扩张 3～10cm，此间扩张速度明显加快，约需 4h，最大时限为 8h。活跃期又划分为 3 期，先是加速期，然后为最大加速期，最后为减速期。

A₂ 型题

1. 第一产程又称子宫颈扩张期，指从开始出现规律宫缩到子宫口开全的一段时间。第一产程分为潜伏期和活跃期，潜伏期是指从临产出现规律宫缩开始至子宫口扩张 3cm，活跃期是指子宫口扩张 3～10cm。第二产程又称胎儿娩出期，指从子宫口开全到胎儿娩出的一段时间。第三产程又称胎盘娩出期，指从胎儿娩出到胎盘娩出的一段时间。胎盘娩出后 2h 内，也有称此为第四产程。

2. 一旦确诊破膜，应立即听胎心并记录胎心率、破膜时间、羊水量及颜色，观察有无脐带脱垂征象。破膜后，要注意外阴清洁，垫上消毒垫。如破膜后羊水清而胎头尚未入盆则应卧床，以防脐带脱垂。破膜后超过 12h 尚未分娩者，按医嘱给予抗生素预防感染。

3. 该待产妇处于第一产程，未破膜，可自由活动；分娩过程中消耗大量能量，应鼓励和帮助产妇在宫缩间隙期少量多次进食，可进食高热量、富含糖和蛋白质的流质或半流质食物，并注意摄取足够的水分，以保证精力和体力充沛。临产后鼓励产妇每 2～4h 排尿 1 次，以免膀胱充盈影响宫缩及胎头下降，同时避免尿潴留。

4. 该孕妇已进入第二产程，应该特别注意观察胎心的变化，尤其注意胎心和宫缩的关系。每 5～15min 测听一次胎心或用胎儿监护仪持续监护。

5. 护士在使用触诊手法测量宫缩时，应亲自操作，而不能凭产妇的主诉判断，且每次至少要观察 10min。应注意手法柔和，用力适当，不要在腹壁上来回移动。

6. 为监测产程进展，在第一产程，一般在宫缩的间歇期每 2h 测一次胎心。

7. 产妇子宫口开全后，应指导产妇正确屏气用力，以增加腹压，加速产程进展。方法是：宫缩时，先深吸一口气，屏住气使腹肌和膈肌收缩，然后如排便样向下用力；宫缩过后产妇呼气并使全身肌肉放松，安静休息。在胎头着冠后，宫缩时不应再令产妇用力，以免胎头娩出过快而致会阴裂伤。此时应指导产妇在宫缩时张口哈气，在宫缩间歇期屏气用力，使胎头和胎肩缓慢地娩出。

8. 清洁外阴部顺序是大阴唇、小阴唇、阴阜、阴蒂、大腿内上 1/3、会阴和肛门周围。

9. Apgar 评分法中每分钟心率 100 次及以上，2 分；呼吸佳，2 分；肌张力、四肢屈曲活动好，2 分；有喉反射、咳嗽、恶心，2 分；皮肤颜色，躯干红，四肢青紫，1 分。总计 9 分。

10. 当确认胎盘已完全剥离时，于宫缩时左手握住并挤压子宫底部，右手轻拉脐带、协助娩出胎盘，当胎盘娩至阴道口时，接产者用双手捧住胎盘，向一个方向旋转并缓慢向外牵拉，使整个胎盘和胎膜逐渐完整地娩出。切忌在胎盘剥离前揉搓或挤压子宫，以免影响子宫收缩和胎盘剥离而造成产后出血。同时也不要粗暴地向外牵引，以免造成胎盘或胎膜娩出不全。

11. 有产后出血史的产妇，可在胎儿前肩娩出时，静脉注射麦角新碱 0.2mg，或缩宫素 10U 加于 25％葡萄糖液静脉注射，也可在胎儿娩出后立即经脐静脉快速注入生理盐水 20ml

（内加缩宫素 10U），均能促使胎盘迅速剥离，减少出血。如因胎盘未完全剥离而出血多时，应行手取胎盘术。

12. 胎盘娩出一般在胎儿娩出后 30min 内完成，胎儿娩出后 1h 胎盘仍未娩出视为异常。若胎儿娩出后 30min 胎盘没有排出，阴道流血不多，可轻轻按压子宫或静脉注射宫缩剂，如无效再行手取胎盘术。当确认胎盘已完全剥离时方可协助胎盘娩出。

13. 出口横径，亦称坐骨结节间径，指两坐骨结节内侧缘间的距离，平均值为 9cm，是出口的重要径线。

14. 胎头双顶径进入骨盆入口平面，胎头颅骨最低点接近或达到坐骨棘水平称为衔接（入盆）。初产妇多在妊娠晚期即可衔接。

15. 第一产程又称子宫颈扩张期，指从开始出现规律宫缩到子宫口开全的一段时间。初产妇需 11～12h，经产妇需 6～8h。

16. 胎先露衔接时将羊水阻断为前后两部，分别称"前羊水"和"后羊水"。前羊水形成的囊称为前羊水囊，在宫缩时楔入子宫颈有助于扩张子宫口。宫缩增强使羊膜腔内的压力增高，当压力增高到一定程度时胎膜自然破裂。破膜多发生在子宫口近开全或开全时。

17. 待产妇进入第二产程尚未破膜将影响胎头下降，应行人工破膜。

18. 第一产程分为潜伏期和活跃期，潜伏期是指从临产出现规律宫缩开始至子宫口扩张 3cm，此间扩张速度较慢，平均每 2～3h 扩张 1cm，约需 8h，最大时限为 16h。

19. 胎头下降的程度以胎儿颅骨的最低点与骨盆坐骨棘平面的关系为标志。颅骨最低点平坐骨棘平面时，以"0"表示；在坐骨棘平面上 1cm 时，以"－1"表示；在坐骨棘平面下 1cm 时，以"＋1"表示。

20. 虽然妊娠足月的正常羊水为无色、无味、略显混浊的不透明液体，但是不能作为判断的依据。由于羊水是碱性的，因此，如用 pH 试纸测阴道流水，呈碱性则提示已破膜、羊水流出。

21. 胎儿头皮血 pH 测定被认为是判断胎儿是否有宫内缺氧的最准确的方法。对已有胎心异常变化者，胎儿头皮血 pH 测定能提高诊断胎儿窘迫的准确性。

22. 在第一产程中如有宫缩过紧、妊娠期高血压疾病、过期妊娠、胎儿宫内发育迟缓等情况，则每小时一次，每次听 1min 并注意节律、心音强弱。妊娠满 42 周，属于过期妊娠。

23. 宫缩后较长时间胎心率超过 160 次/分或低于 120 次/分，或不规律，提示胎儿窘迫，即给待产妇左侧卧位、吸氧，并报告医师及时处理。

24. 子宫收缩持续时间是指子宫开始收缩到开始放松所需的时间。

25. 破膜后羊水清而胎头尚未入盆者应卧床，以防脐带脱垂。破膜后超过 12h 尚未分娩者，按医嘱给予抗生素预防感染。

A₃/A₄ 型题

1. 孕妇自感宫缩，前来就诊，护士应亲自为其测量宫缩，判断是否是规律且渐强的宫缩。

2. 临产开始的标志是有规律而逐渐增强的子宫收缩，同时伴有进行性子宫颈管消失、子宫颈扩张和胎先露下降。

3. 一般在宫缩的间歇期每 2h 测一次。需要连续观察 3 阵宫缩，注意宫缩的持续时间、频率及强度。根据产妇的具体情况，协助产妇进行全身清洁，如条件和时间允许，可在进入待产室前进行一次淋浴或全身擦浴，更换清洁的内衣。分娩过程中消耗大量能量，而产妇因宫缩和精神因素的影响，不愿多进食，所以应鼓励和帮助产妇在宫缩间歇期少量多次进食，可进食高热量、富含糖和蛋白质的流质或半流质食物，并注意摄取足够的水分，以保证精力和体力充沛。如果产妇宫缩不强，未破膜，可自由活动，鼓励其在室内适当活动，以加速产程进展。

4. 子宫口扩张曲线中第一产程分为潜伏期和活跃期，潜伏期是指从临产出现规律宫缩开始至子宫口扩张 3cm，活跃期是指子宫口扩张 3～10cm。

5. 待产妇进入第二产程尚未破膜将影响胎头下降，应行人工破膜。

6. 在第二产程中，宫缩的强度及频率都达到高峰，宫缩持续约 1min 或以上，间歇仅 1～2min。该待产妇有宫缩乏力，应按医嘱给予缩宫素静脉滴注。

7. 第二产程待产妇出汗多时及时用湿毛巾擦拭，宫缩间歇时协助饮水；每 5～15min 测听一次胎心或用胎儿监护仪持续监护；在胎头着冠后，宫缩时不应再令产妇用力，以免胎头娩出过快而致会阴裂伤，此时应指导产妇在宫缩时张口哈气，在宫缩间歇期屏气用力，使胎头和胎肩缓慢地娩出；胎心若有异常及时通知医师并给予产妇吸氧。

8. 当确认胎盘已完全剥离时，于宫缩时左手握住并挤压子宫底部，右手轻拉脐带、协助娩出胎盘，当胎盘娩至阴道口时，接产者用双手捧住胎盘，向一个方向旋转并缓慢向外牵拉，使整个胎盘和胎膜逐渐完整地娩出。切忌在胎盘剥离前揉搓或挤压子宫，以免影响子宫收缩和胎盘剥离而造成产后出血。如因胎盘未完全剥离而出血多时，应行手取胎盘术。若胎儿娩出后 30min 胎盘没有排出，阴道流血不多，可轻轻按压子宫或静脉注射宫缩剂，如无效再行手取胎盘术。

9. 会阴裂伤分为 3 度，即Ⅰ度：裂伤部位限于会阴后联合、会阴皮肤、阴道黏膜；Ⅱ度：除以上裂伤外，还有会阴体肌肉裂伤；Ⅲ度：裂伤部位已达肛门括约肌，甚至伤及直肠。

三、简答题

1. 宫缩力是造成下降的主要动力，它通过下列方式迫使胎儿下降：①宫缩时子宫通过羊水传导压力，压力经胎轴达到胎头；②宫缩时子宫底部直接压迫胎臀，压力经胎轴传到胎头；③宫缩时胎体伸直，胎儿周径缩小，有利于压力的向下传递；④腹肌收缩使腹压增加，压力经子宫传至胎儿。

2. 总产程即分娩全过程，是指从有规律宫缩开始，至胎儿及其附属物完全娩出止。临床上将总产程分为三期。

（1）第一产程又称子宫颈扩张期，指从开始出现规律宫缩到子宫口开全的一段时间。

（2）第二产程又称胎儿娩出期，指从子宫口开全到胎儿娩出的一段时间。

（3）第三产程又称胎盘娩出期，指从胎儿娩出到胎盘娩出的一段时间。

3. 胎盘剥离征象包括：①子宫体变硬，子宫底上升；②阴道口外露的一段脐带自行延长；③阴道少量流血；④经耻骨联合上方轻压子宫下段时，子宫体上升而外露的脐带不再回缩。

4. 会阴裂伤按其轻重程度分为 3 度。Ⅰ度：裂伤部位限于会阴后联合、会阴皮肤、阴道黏膜；Ⅱ度：除以上裂伤外，还有会阴体肌肉裂伤；Ⅲ度：裂伤部位已达肛门括约肌，甚至伤及直肠。

5. 宫缩时，先深吸一口气，屏住气使腹肌和膈肌收缩，然后如排便样向下用力；宫缩过后产妇呼气并使全身肌肉放松，安静休息。宫缩再次出现时重复上述动作。医护人员应及时给予反馈意见，不断纠正产妇的屏气方法，鼓励正确屏气。在胎头着冠后，宫缩时不应再令产妇用力，以免胎头娩出过快而致会阴裂伤。此时应指导产妇在宫缩时张口哈气，在宫缩间歇期屏气用力，使胎头和胎肩缓慢地娩出。

（陆　虹）

第四章 产褥期妇女的护理

测 试 题

一、名词解释

1. 产褥期　　2. 产后宫缩痛　　3. 恶露　　4. 褥汗　　5. 足月新生儿

二、选择题

【A₁ 型题】

1. 关于恶露，下列叙述正确的是
   A. 血性恶露约持续 7 天
   B. 浆液恶露约持续 3 周
   C. 白色恶露约持续 1 周
   D. 恶露含有血液、坏死蜕膜及黏液等
   E. 正常恶露有臭味

2. 关于产褥期的子宫变化，下列叙述正确的是
   A. 产后 1 周缩小至妊娠 12 周大小
   B. 10 天后在腹部可扪及子宫底
   C. 4 周后子宫体恢复正常大小
   D. 多于 4 周后恢复月经
   E. 子宫偏向一侧

3. 产褥期，正常恶露持续
   A. 1～2 周
   B. 2～3 周
   C. 3～4 周
   D. 4～5 周
   E. 4～6 周

4. 关于产后子宫复旧的机制，正确的是
   A. 肌细胞萎缩
   B. 肌纤维胞质减少，细胞缩小
   C. 肌纤维数目减少
   D. 肌纤维间弹力纤维消失
   E. 肌纤维不再增生

5. 新生儿首次哺乳的时间应在产后
   A. 12～24h
   B. 8～12h
   C. 6～8h
   D. 3～4h
   E. 0.5h

6. 产褥期是指产后
   A. 2 周
   B. 4 周
   C. 6 周
   D. 8 周
   E. 10 周

7. 会阴侧切伤口拆线后，切口感染裂开时用高锰酸钾坐浴的浓度是
   A. 1∶500
   B. 1∶1000
   C. 1∶2000
   D. 1∶3000
   E. 1∶5000

8. 产褥期子宫颈内口恢复至未孕状态应在产后
   A. 1 周
   B. 2 周
   C. 4 周
   D. 6 周
   E. 8 周

9. 正常的新生儿接种卡介苗的时间是在出生后几天内
   A. 1 天

B. 2 天

C. 3 天

D. 4 天

E. 5 天

10. 如会阴切口处疼痛剧烈或有肛门坠胀感应怀疑

    A. 阴部伤口血肿

    B. 阴部伤口水肿

    C. 产后出血

    D. 胎盘残留

    E. 体位不妥

11. 产后落实避孕措施的时间是

    A. 10 天

    B. 20 天

    C. 30 天

    D. 42 天

    E. 49 天

12. 关于指导产妇哺乳的护理措施，错误的是

    A. 每隔 4h 喂哺一次，每次 1h

    B. 两次哺乳间不添加糖水

    C. 防止乳房堵住新生儿鼻孔

    D. 哺乳完毕将新生儿竖抱轻拍背部

    E. 应使婴儿下颏紧贴乳房

【A₂ 型题】

1. 王女士，正常分娩一女婴，产后未排尿已 7h，子宫硬，子宫底升高至脐上一横指，且偏向右侧，较为合适的护理措施是

    A. 双手按摩子宫

    B. 给予导尿

    C. 在腹部绑上腹带

    D. 缩宫素肌内注射，促进子宫复旧

    E. 评估膀胱充盈情况，协助排尿

2. 李某，初产妇，顺产，产后第 14 天，评估子宫复旧情况，正常的为

    A. 耻骨联合上方触及子宫底

    B. 血性恶露

    C. 子宫颈内口关闭

    D. 子宫颈外口呈圆形

    E. 子宫内膜已全部修复

3. 初产妇，姜某，足月妊娠行会阴侧切分娩，产后第 2 天，会阴伤口水肿明显，局部无分泌物和压痛。护理措施中错误的是

    A. 保持外阴清洁、干燥

    B. 每日 2～3 次用 0.05% 聚维酮碘（碘伏）液擦洗外阴

    C. 用 50% 硫酸镁液湿热敷外阴

    D. 用 1：5000 高锰酸钾坐浴

    E. 每日检查伤口周围有无红肿、硬结及分泌物

4. 初产妇，从分娩后第 2 天起，持续 3 天体温在 37.5℃ 左右，护理评估子宫收缩好，无压痛，会阴伤口红肿、疼痛，恶露淡红色、无臭味，双乳软、无硬结。发热原因最可能是

    A. 会阴伤口感染

    B. 乳腺炎

    C. 产褥感染

    D. 上呼吸道感染

    E. 乳头皲裂

5. 某产妇，会阴侧切阴道分娩，产后第 2 天，检查阴道、会阴情况，错误的是

    A. 外阴轻度水肿

    B. 处女膜因在分娩时撕裂形成残缺痕迹

    C. 阴道腔扩大

    D. 阴道壁松弛

    E. 阴道黏膜皱襞重新出现

6. 某产妇，孕 40 周，会阴左侧切分娩，产后因伤口疼痛不敢哺乳，几天来乳汁量少，需加代乳品喂养新生儿，下列不是母乳不足常见原因的是

    A. 未有效吸吮

    B. 喂奶次数不够

    C. 吸吮时间短

    D. 姿势不对

E. 婴儿睡眠不足

7. 患者 27 岁，孕 38 周，规律宫缩 4h 入院，产程顺利，因会阴过紧行会阴侧切术分娩一女婴，关于会阴侧切术后护理措施错误的是
A. 嘱产妇向健侧卧位
B. 每天擦洗外阴
C. 密切观察伤口情况
D. 伤口流脓应延期拆线
E. 伤口水肿可湿热敷

8. 季女士，27 岁，宫内妊娠 40 周，剖宫产分娩，接受过孕期宣教的季女士已决定母乳喂养新生儿，关于母乳喂养的益处，正确的是
A. 可预防产妇产后出血
B. 母乳喂养期可完全达到避孕的效果
C. 可增强新生儿肢体的活动力
D. 可减轻产妇的体重
E. 可促进剖宫产产妇的伤口愈合

9. 26 岁产妇，足月分娩，产程延长导致产后出血，在产后 2h 护理中不必观察
A. 测量子宫底高度、硬度
B. 测量 P、R、BP
C. 观察睡眠型态
D. 测量阴道出血量
E. 观察膀胱充盈度

【A₃/A₄ 型题】

（1～2 题共用题干）
李某，经产妇，经阴道顺产一正常男婴，产后第 2 天，诉说乳房胀痛。检查：双乳房胀满，无红肿，子宫硬，子宫底在腹正中、脐下 2 横指。

1. 该孕妇乳房胀痛首选的护理措施是
A. 用吸奶器吸乳
B. 生麦芽煎汤喝
C. 少喝汤水
D. 让新生儿多吸吮，哺乳前湿热敷

乳房 3～5min
E. 硫酸钠（皮硝）包敷乳房

2. 该孕妇产后第 2 天，子宫底在脐下 2 横指，属于
A. 产后子宫复旧正常
B. 产后子宫复旧不良
C. 产后宫缩乏力
D. 子宫腔内积血
E. 尿潴留

（3～6 题共用题干）
王女士，第一胎，孕 40 周，先兆分娩入院待产，会阴侧切分娩一男婴。

3. 王女士产后的护理措施不妥的是
A. 常规观察生命体征
B. 每日应在同一时间测量产妇子宫底高度
C. 注意恶露量、性质、颜色及气味
D. 评估有无乳头平坦、内陷
E. 持续性深红色恶露超过月经量不用担心，属产后正常现象

4. 产后第 2 天，王女士下腹阵发性隐痛，出汗较多，体温 37.0℃，脐下 2 指处可触及一球形硬块，可能的诊断是
A. 产后子宫内膜炎
B. 产后尿潴留
C. 产后宫缩痛
D. 子宫复旧不良
E. 胎盘胎膜残留

5. 王女士产后 3～4 天，体温 37.8℃，检查宫缩良好，恶露无臭味，会阴伤口无肿胀压痛，双侧乳房胀痛有硬结，其体温升高的原因是
A. 产褥感染
B. 会阴伤口感染
C. 乳腺炎
D. 乳汁淤积
E. 上呼吸道感染

6. 王女士会阴侧切伤口于产后 5 天拆

线，发现伤口感染，愈合不佳，用
1：5000高锰酸钾溶液坐浴，应从何
日开始为宜

A. 拆线后当日开始

B. 产后 7～10 天
C. 拆线后 5 天
D. 产后 3 周
E. 拆线后 1 个月

三、简答题

1. 简述新生儿脐带护理的主要内容。
2. 简述产后尿潴留患者的护理措施。
3. 简述母乳喂养的优点。
4. 简述几种恶露的特点。
5. 简述产后如何对产妇进行计划生育指导。
6. 简述产后 2h 产妇在产房需观察的内容。

参考答案与解析

一、名词解释

1. 产褥期：从胎盘娩出至产妇全身各器官（除乳腺外）恢复或接近正常未孕状态所需的时间。

2. 产后宫缩痛：产褥早期因子宫收缩复旧，引起下腹部阵发性剧烈疼痛，称为产后宫缩痛。一般在产后 1～2 日出现，持续 2～3 日后自然消失。多见于经产妇。

3. 恶露：产后随着子宫蜕膜的脱落，血液、坏死蜕膜组织等物经阴道排出称为恶露。

4. 褥汗：产后大量多余的组织间液需要排泄，使皮肤汗腺排泄功能旺盛，排出大量汗液，尤其是睡眠和初醒时明显，称为褥汗，1 周后好转。

5. 足月新生儿：孕龄满 37 周至不满 42 足周（259～293 日）、出生体重大于或等于2500g 的新生儿。

二、选择题

A₁ 型题

1. D　　2. A　　3. E　　4. B　　5. E　　6. C　　7. E　　8. A　　9. A
10. A　　11. D　　12. A

A₂ 型题

1. E　　2. C　　3. D　　4. A　　5. E　　6. E　　7. D　　8. A　　9. C

A₃/A₄ 型题

1. D　　　2. A　　　3. E　　　4. C　　　5. D　　　6. B

【解析】

A₂ 型题

1. 正常产妇，产后当日子宫底平脐或脐下一横指，产后第一天，由于子宫颈外口升至坐骨棘水平，使子宫底上升至平脐，以后每日下降 1～2cm，至产后 10 日降入骨盆腔。本题中产妇子宫硬，说明子宫复旧良好，结合 7h 未排尿的病史，可以知道子宫底最可能是被增大的膀胱推高至脐上，因此，应评估膀胱充盈情况，采用各种方式协助产妇自主排尿，如果自主排尿不成功，必要时才考虑导尿。

2. 产后子宫 10 日降入骨盆腔。血性恶露持续 3～4 日，逐渐转为浆液恶露。子宫颈外口在分娩时发生轻度裂伤，使初产妇的子宫颈外口由产前的圆形（未产型）变为产后的"一"字形横裂（已产型）。产后 3 周，除胎盘剥离面以外的子宫内膜被新生内膜覆盖，于产后 6 周时，胎盘附着部位才能全部修复。产后 1 周，子宫颈内口关闭，子宫颈管复原。

3. 正常产妇会阴撕裂或切开缝合后，在产后 3 日内有局部水肿。产后会阴护理，应保持会阴部清洁干燥，每日用 0.05％聚维酮碘液擦洗外阴；会阴有缝线者，应每日检查伤口周围有无红肿、硬结及分泌物；水肿者，用 50％硫酸镁液湿热敷；本题产后伤口水肿明显，局部无分泌物和压痛，说明伤口无感染。1：5000 高锰酸钾坐浴适合于伤口愈合不佳，且在产后 7～10 天子宫颈内口关闭后使用，产后第 2 天不能用。

4. 正常产后 24h 内，体温略升高，产后 3～4 天出现乳房极度充盈、胀大，可伴 37.8～39℃发热，一般在 4～16h 内自行恢复，不属病态。本病例子宫无压痛，恶露淡红无臭味，双乳软、无硬结，未提到乳头皲裂。排除了产褥感染、乳腺炎、乳头皲裂、上呼吸道感染情况。患者分娩后第 2 天起，持续 3 天体温在 37.5℃左右，会阴伤口红肿、疼痛，因此，应考虑会阴伤口感染。

5. 经阴道分娩后阴道腔扩大，阴道壁松弛，黏膜皱襞减少或消失，处女膜形成残缺痕迹。以后逐渐恢复，阴道黏膜皱襞约于产后 3 周重新出现。本病例属产后第 2 天，外阴、阴道腔、阴道壁、外阴水肿尚未恢复，均属正常。

6. 乳汁不足主要是分娩最初几天没有进行有效的吸吮、哺乳次数少、喂养姿势不当造成的。婴儿睡眠不足不是母乳不足的原因。

7. 会阴侧切术后应保持会阴部清洁干燥，向会阴伤口对侧侧卧，用 0.05％聚维酮碘液擦洗外阴，每日检查伤口周围有无红肿、硬结及分泌物。水肿者，用 50％硫酸镁液湿热敷，如伤口感染，按医嘱提前拆线并行扩创处理，定时换药。

8. 母乳喂养可预防产后出血，故选项 A 正确；有利于排卵延迟，但不能达到完全避孕的目的。

9. 产后 2h，应注意测量生命体征、子宫收缩情况、子宫底高度及硬度、阴道出血量，并定时推压子宫底以及时发现宫腔内的隐性出血，注意外阴、阴道有无血肿，膀胱是否充盈。

A₃/A₄ 型题

1. 乳房胀痛系乳房过度充盈及乳腺管不畅所致。护理方法：尽早哺乳，产后半小时开始哺乳；哺乳前湿热敷乳房 3～5min。

2. 产后当日，子宫底平脐，以后每日下降 1～2cm。产后第 2 天，子宫底在脐下 2 横指属正常情况。

3. 持续性深红色恶露，提示宫缩乏力，应警惕产后出血。

4. 产后几天子宫收缩与缩复，会出现下腹阵发性疼痛，称产后宫缩痛。

5. 产后 3～4 天出现乳房血管、淋巴管极度充盈，乳房胀大，伴 37.8～39℃发热，称泌乳热，一般在 4～16h 内自行恢复，不属病态。

6. 产后 7～10 天子宫颈内口关闭，可给予高锰酸钾坐浴。

三、简答题

1. 新生儿脐带护理的主要内容：

（1）断脐后数小时内，应注意断端有无出血，以后每日观察脐部有无脓性分泌物和异味。

（2）保持脐部清洁干燥，敷料不被尿液污染。

（3）每天沐浴后用 75％乙醇擦净脐带残端及脐轮周围。

（4）脐部有脓性分泌物，可用聚维酮碘液涂抹，并按医嘱使用抗生素。

2. 产后尿潴留患者的护理措施：

（1）帮助产妇坐起或下床排尿。

（2）用热水熏洗外阴，用温开水冲洗尿道外口周围诱导排尿或下腹正中热敷。

（3）针刺关元、气海、三阴交、阴陵泉等穴位。

（4）给予肌内注射新斯的明 1mg。

（5）若上述方法均无效应予导尿。留置尿管 1～2 日。

3. 母乳喂养的优点：

（1）母乳所含蛋白质、脂肪、乳糖、无机盐、维生素和液体等主要成分的比例最适合婴儿机体的特征和需要，有利于消化、吸收，不会引起过敏。

（2）母乳有免疫作用，有吞噬、对抗、抑制病毒和细菌的作用，避免微生物的侵袭，预防呼吸道和肠道疾病。

（3）母乳直接从乳腺分泌，温度适宜，不污染，喂哺方便、经济。

（4）母亲通过喂哺，婴儿吸吮乳头刺激垂体泌乳素的分泌而促进泌乳和子宫收缩，可避免和预防产后出血。

（5）通过喂哺，婴儿频繁地与母亲皮肤接触，增进母子感情。

4. 正常恶露有血腥味而无臭味，持续 4～6 周，总量为 250～500ml。恶露分为三种：

（1）血性恶露：色鲜红，含大量血液。量多，有时有小血块，镜下见多量红细胞、少量胎膜及坏死蜕膜。持续 3～4 日。

（2）浆液恶露：色淡红，含多量浆液。镜下见较多坏死蜕膜组织、宫腔渗出液、宫颈黏液、少量红细胞及白细胞，并有细菌。持续约 10 日。

（3）白色恶露：色较白，黏稠，镜下见大量白细胞、坏死蜕膜组织、表皮细胞及细菌等。约持续 3 周干净。

5. 产后对产妇进行的计划生育指导包括：

（1）产后 42 天落实避孕措施，哺乳期月经尚未来潮，可能已经恢复排卵，也应采取避孕措施。

（2）哺乳者以工具避孕为宜，不哺乳者可选用药物避孕。

（3）要求绝育者可在产后 24h 内行输卵管结扎术。

6. 产后 2h 产妇在产房需观察的内容：

（1）子宫收缩情况、子宫底高度、阴道出血量。

（2）定时推压子宫底以及时发现子宫腔内的隐性出血。

（3）注意外阴、阴道有无血肿，膀胱是否充盈。

（4）每 15～30min 测量血压、脉搏一次。

（5）协助产妇首次哺乳。

（6）如宫缩不良、子宫底上升，提示宫腔内有积血，如产妇自觉有肛门坠胀感，多为阴道后壁血肿，应及时报告医师处理。

（庄臻丽）

第五章　高危妊娠母儿管理

测试题

一、名词解释

1. 高危妊娠　　2. 胎儿窘迫　　3. 新生儿窒息

二、选择题

【A₁型题】

1. 新生儿窒息抢救时首先采取的措施是
   A. 清理呼吸道
   B. 吸氧
   C. 口对口人工呼吸
   D. 脐静脉推注碳酸氢钠
   E. 给呼吸中枢兴奋剂

2. 新生儿阿氏（Apgar）评分的内容包括心率、呼吸、肌张力、喉反射和以下哪项
   A. 膝反射
   B. 脉搏
   C. 皮肤颜色
   D. 皮肤弹性
   E. 皮肤温度

3. 胎儿窘迫的临床表现不包括
   A. 头先露时羊水中有胎粪
   B. 臀先露时羊水中有胎粪
   C. 胎心率小于 120 次/分
   D. 胎心率大于 160 次/分
   E. 胎动明显减少

4. 引起慢性胎儿窘迫最常见的原因是
   A. 脐带先露
   B. 妊娠期高血压疾病
   C. 羊水过少
   D. 羊水过多
   E. 胎盘功能不良

5. 下列属于新生儿窒息护理措施的是

   A. 酌情产前住院
   B. 作好配血准备
   C. 预防血液传播性疾病
   D. 给予维生素 K 剂
   E. 保持平卧位

6. 胎儿窘迫最早出现的信号是
   A. 胎心率增快
   B. 胎心率减慢
   C. 胎动频繁
   D. 胎动减慢
   E. 羊水粪染

7. 急性胎儿窘迫最敏感的监测指标是
   A. 胎心率改变
   B. 胎动改变
   C. 羊水粪染
   D. 胎儿头皮血氧分压的改变
   E. 胎儿头皮血 pH 下降

8. 有关胎儿窘迫的处理，应除外
   A. 立即吸氧
   B. 纠正酸中毒
   C. 静脉注射 50% 葡萄糖液、维生素 C
   D. 迅速人工破膜
   E. 经处理后症状无改善，短时间不能分娩者，可行剖宫产

9. 最简便而又较准确地测定胎儿安危的方法是
   A. 胎动计数

B. 羊膜镜检查

C. 测定孕妇尿雌三醇值

D. 胎心监测

E. 催产素激惹试验

10. 新生儿青紫窒息的体征是

　　A. 口唇青紫、全身苍白

　　B. 肌张力消失

　　C. 喉反射存在

　　D. 喘息样微弱呼吸

　　E. 心率 70 次/分

11. 连续测 12h 的胎动总数，提示为胎儿窘迫的是

　　A. 10 次以下

　　B. 15 次以下

　　C. 20 次以下

　　D. 25 次以下

　　E. 30 次以下

12. 出生后，Apgar 评分对判断预后有意义的时间是

　　A. 1 分钟评分

　　B. 3 分钟评分

　　C. 5 分钟评分

　　D. 7 分钟评分

　　E. 10 分钟评分

13. 给窒息的新生儿胸外心脏按压的次数是

　　A. 50～60 次/分

　　B. 70～90 次/分

　　C. 100～120 次/分

　　D. 130～140 次/分

　　E. 150～160 次/分

14. 抢救新生儿窒息的原则及程序，下列描述正确的是

　　A. 建立呼吸，清理呼吸道，预防感染，改善循环

　　B. 清理呼吸道，建立呼吸，改善循环，预防感染

　　C. 建立呼吸，清理呼吸道，改善循环，预防感染

　　D. 清理呼吸道，建立呼吸，预防感染，改善循环

　　E. 预防感染，改善循环，清理呼吸道，建立呼吸

15. 预测胎儿在宫内安危状况，最简易的方法是

　　A. NST（无负荷试验）

　　B. OCT（催产素激惹试验）

　　C. E_3（雌三醇）水平

　　D. 胎动计数

　　E. 血清胎盘生乳素的测定

16. 对高危孕妇，处理不妥的是

　　A. 用胎儿监护仪及时发现异常情况

　　B. 给产妇吸氧

　　C. 发现胎儿窘迫立即做剖宫产

　　D. 决定手术后在短时间内做好术前准备

　　E. 做好新生儿窒息的抢救工作

17. 为改善胎儿窘迫的缺氧状态，错误的护理措施是

　　A. 嘱孕妇取左侧卧位

　　B. 给予孕产妇氧气吸入

　　C. 继续静脉滴注催产素

　　D. 严密监测胎心变化

　　E. 给予碱性药纠正酸中毒

【A₂ 型题】

1. 孕妇，28 岁，患妊娠期高血压疾病，现孕 36^{+3} 周。临产 2h 后，出现胎儿窘迫，护士向其及家属解释其原因为

　　A. 早产

　　B. 胎盘老化

　　C. 母体血氧含量不足

　　D. 子痫前期

　　E. 脐带受压

2. 孕妇，32 岁，孕 39^{+3} 周。临产 4h 后，出现胎儿窘迫，下列的护理措施错误的是

　　A. 做好新生儿抢救和复苏的准备

　　B. 产妇取平卧位

　　C. 间断吸氧

D. 严密监测胎心变化

E. 尽快终止妊娠

3. 产妇，25 岁，经阴道自然娩出一新生儿，经刺激有咳嗽、恶心，心率 110次/分，呼吸不规则，间断哭声，四肢稍屈，面色青紫，此新生儿为
   A. 正常新生儿
   B. 轻度窒息
   C. 中度窒息
   D. 重度窒息
   E. 苍白窒息

4. 借助胎头吸引器娩出的新生儿，生后 1 分钟 Apgar 评分 3 分，此时首要措施应是
   A. 口对口人工呼吸
   B. 面罩吸氧
   C. 气管插管吸出羊水和黏液
   D. 脐静脉注射 5% 碳酸氢钠液
   E. 胸外心脏按压

5. 新生儿生后 1min 检查，四肢青紫，心率 110 次/分，刺激喉部有些动作，四肢略屈曲，呼吸不规则，其 Apgar 评分应为
   A. 2 分
   B. 3 分
   C. 4 分
   D. 5 分
   E. 6 分

6. 新生儿娩出后，心率为 96 次/分，呼吸佳，四肢能活动，吸液刺激喉部有些动作，全身皮肤红润，该小儿按 Apgar 评分法可评为
   A. 10 分
   B. 9 分
   C. 8 分
   D. 7 分
   E. 6 分

7. 新生儿生后 1min 检查，皮肤苍白，无呼吸和心搏，肌张力松弛，刺激喉部无反应。其 Apgar 评分为

A. 0 分

B. 1 分

C. 2 分

D. 3 分

E. 4 分

8. 新生儿出生时无呼吸，心率小于 90次/分，全身苍白，四肢瘫软，经清理呼吸道后的抢救措施是
   A. 注射呼吸兴奋剂
   B. 人工呼吸
   C. 给氧
   D. 气管插管加压给氧
   E. 给予抗生素

9. 张某，28 岁，第一胎，孕足月，今晨产钳助娩一男婴，体重 3.5kg，出生后 Apgar 评分 7 分，该新生儿护理措施中不妥的是
   A. 严密观察面色、呼吸、哭声
   B. 补充营养，必要时静脉补液
   C. 保持清洁，每天沐浴
   D. 常规使用维生素 K_1 肌内注射
   E. 3 天后情况正常可以抱奶

10. 孕 31 周早产儿，体重 1400g，生后不久发生呼吸窘迫，呼吸暂停，头罩吸氧后血气结果为 pH 7.20，PaO_2 45mmHg，$PaCO_2$ 68mmHg，BE 为 −3。以下哪项处理是正确的
    A. 5% 碳酸氢钠液纠正酸中毒
    B. 加大头罩给氧的浓度为 8L/min
    C. 鼻塞 CPAP
    D. 机械呼吸
    E. 用氨茶碱兴奋呼吸

11. 妊娠 38 周，初产妇，5～6min 腹痛一次已 2h，做胎儿电子监测，结果胎心率基线是 148 次/分，在宫缩高峰时，胎心率下降 40 次/分，持续 10s 恢复正常，该孕妇的胎心率改变属于
    A. 轻度变异减速
    B. 重度变异减速

C. 早期减速

D. 大幅度减速

E. 晚期减速

12. 刘女士，30 岁，第一胎孕 36 周，行无应激试验，发现 20min 内有 4 次胎动伴胎心率加速＞15 次/分，则称为

A. OCT 阳性

B. OCT 阴性

C. NST 有反应

D. NST 无反应

E. 基线变异消失

13. 产妇，25 岁，G1P0，妊娠 38 周，因胎儿窘迫行低位产钳助产术。新生儿出生 Apgar 1min 评分为 1 分，羊水Ⅲ度混浊。对该新生儿进行复苏时首要的处理是

A. 刺激呼吸

B. 立即行气管插管术

C. 正压给氧

D. 立即给予肾上腺素

E. 吸出鼻腔、口腔中的黏液及羊水

14. 陶女士，28 岁，孕 2 产 0，妊娠 35 周，产前检查时发现胎儿发育迟缓，拟诊为慢性胎儿窘迫，在护理评估时，资料价值不大的内容是

A. 测量子宫底的高度及腹围

B. 本次妊娠并发症的严重程度

C. 本次妊娠合并症的严重程度

D. 产前检查的辅助检查结果

E. 家族中母亲有无急产史

15. 张女士，孕 20 周后行自我胎动计数，你应告诉她正常的胎动为

A. 1～2 次/时

B. 3～5 次/时

C. 6～8 次/时

D. 9～12 次/时

E. 13～15 次/时

16. 孕妇张女士，多次孕产史不良，现孕 41^{+2} 周。查：胎心率 132 次/分，

催产素激惹试验（OCT），胎心出现连续晚期减速，提示

A. 胎盘功能良好

B. 胎儿发育正常

C. 胎盘功能不良

D. 子宫收缩异常

E. 脐带暂时受压

17. 孕妇李女士，32 岁，妊娠 35 周，左枕前位，胎膜早破。查：血压 165/120 mmHg，子宫底高度 28cm，头浮，胎心率 132 次/分，为了解胎儿成熟度，需做的实验室检查项目是

A. 孕妇尿雌三醇测定

B. 孕妇尿雌三醇/肌酐比值测定

C. 孕妇血清胎盘生乳素测定

D. 孕妇阴道脱落细胞检查

E. 羊水卵磷脂/鞘磷脂比值测定

【A₃/A₄ 型题】

（1～3 题共用题干）

某初产妇，孕 38 周，孕期检查正常，因阴道流水急诊入院，检查：胎位是 LOA 位，羊水呈Ⅱ度粪染，胎心率 170 次/分，胎头高浮，其他无异常。

1. 此孕妇考虑是

A. 急性胎儿窘迫

B. 慢性胎儿窘迫

C. 轻度新生儿窒息

D. 重度新生儿窒息

E. 胎盘功能低下

2. 此孕妇发病的原因是

A. 胎盘功能低下

B. 脐带脱垂、受压

C. 妊娠期高血压疾病

D. 妊娠合并心脏病

E. 胎儿先天性心血管疾病

3. 对该孕妇的护理措施，错误的是

A. 左侧卧位且抬高臀部

B. 吸氧

C. 严密监测胎心音变化

D. 等待自然分娩

E. 准备好抢救新生儿的物品

（4～6题共用题干）

某足月新生儿，出生后 1min，心率 70 次/分，呼吸弱而不规则，全身皮肤青紫，四肢肌张力松弛，刺激咽喉无反应。

4. 该新生儿 Apgar 评分为

A. 1 分

B. 2 分

C. 3 分

D. 4 分

E. 5 分

5. 抢救该新生儿时，宜将抢救台的温度调至

A. 24～26℃

B. 26～28℃

C. 28～30℃

D. 30～32℃

E. 32～34℃

6. 首要的抢救措施是

A. 保暖

B. 清理呼吸道

C. 给氧

D. 人工呼吸

E. 胸外心脏按压

（7～8题共用题干）

黄女士足月分娩一重度窒息男婴，经抢救后复苏。

7. 在新生儿窒息的抢救中错误的是

A. 新生儿置于抢救台取侧卧位

B. 气管插管吸净黏液

C. 加压供氧 30 次/分

D. 自主呼吸后改为一般供氧

E. 脐静脉给药纠正酸中毒

8. 新生儿窒息复苏后为防止再窒息，错误的护理措施是

A. 保持安静、继续保暖

B. 每天进行沐浴

C. 治疗与护理集中进行

D. 观察新生儿面色、呼吸

E. 适当延期哺乳

（9～10题共用题干）

初产妇，28 岁，子宫口开大 2cm，头先露为 S－1，宫缩持续 35～40s，间歇 2～3min，强度可，胎心在 100～110 次/分摆动，宫缩开始 20s 后胎心率缓慢下降，最低将至 60 次/分，持续约 55s 后可缓慢恢复，给予氧气吸入 15min 并且产妇行左侧卧位后未见明显好转。

9. 此时考虑

A. 基线胎心率变异消失

B. 早期减速

C. 变异减速

D. 大幅度减速

E. 晚期减速

10. 不正确的护理措施是

A. 左侧卧位

B. 氧气吸入

C. 做好新生儿抢救的准备工作

D. 尽快剖宫产结束分娩

E. 等待自然分娩

三、简答题

1. 请列举属于高危妊娠范畴的 5 种情况。

2. 简述急性胎儿窘迫的临床表现和主要的护理措施。

3. 新生儿窒息复苏后的护理措施主要有哪些？

参考答案与解析

一、名词解释

1. 高危妊娠：是指妊娠期有某种并发症或致病因素，可能危害母儿健康或引起难产者。

2. 胎儿窘迫：是指胎儿在宫内有缺氧征象，危及胎儿健康和生命者。

3. 新生儿窒息：是指胎儿娩出后 1min，仅有心搏而无呼吸或未建立规律呼吸的缺氧状态。

二、选择题

A₁ 型题

1. A   2. C   3. B   4. E   5. D   6. C   7. A   8. D   9. D

10. C   11. A   12. C   13. C   14. B   15. D   16. C   17. C

A₂ 型题

1. C   2. B   3. B   4. C   5. E   6. B   7. A   8. D   9. C

10. D   11. C   12. C   13. E   14. E   15. B   16. C   17. E

A₃/A₄ 型题

1. A   2. B   3. D   4. C   5. D   6. B   7. A   8. B

9. E   10. E

【解析】

A₂ 型题

1. 妊娠期高血压疾病患者的全身小动脉痉挛，致母体血氧含量不足。

2. 急性胎儿窘迫者应指导孕妇取左侧卧位，改善子宫血氧供应。

3. 此患儿符合轻度窒息的临床表现：Apgar 评分 4～7 分，新生儿面部与全身皮肤呈青紫色，呼吸表浅或不规律，心搏规则且有力，心率减慢（80～120 次/分），肌张力正常，对外界刺激有反应，喉反射存在。

4. 重度窒息新生儿出生后首要措施为清理呼吸道。

5. 请参见 Apgar 评分标准。

8. 重度窒息新生儿在清理呼吸道后应通过气管插管加压给氧建立自主呼吸及吸氧。

9. 轻度窒息的新生儿应延期哺乳，暂不沐浴，不接种疫苗，各种护理和治疗操作须轻柔。

11. 此病例的胎心率减速与子宫收缩几乎同时开始，减速幅度<50 次/分，持续时间<15s，符合早期减速的特点。

13. 重度窒息新生儿出生后首要措施为清理呼吸道。

16. 晚期减速一般被认为是子宫胎盘功能不良、胎儿缺氧的表现。

A₃/A₄ 型题

1. 急性胎儿窘迫主要发生于分娩期，表现为胎心率改变、胎动异常、羊水粪染。

2. 急性胎儿窘迫多因脐带因素（如脱垂、绕颈、打结等）、胎盘早剥、宫缩过强且持续时间过长及产妇处于低血压休克等而引起，此孕妇孕期检查正常，有胎膜早破史，因此，考虑是脐带脱垂受压引起的胎儿窘迫。

3. 急性胎儿窘迫的患者，如子宫口开全、胎先露部已达坐骨棘平面以下 3cm 者，应协助医生尽快阴道助产娩出胎儿。子宫口未开全、胎儿窘迫不严重者，给予吸氧，嘱产妇左侧卧位，观察 10min，如胎心率转为正常，可继续观察；如胎心无好转应做好术前准备，配合医生立即剖宫产结束分娩。

4. 请参见 Apgar 评分标准。

8. 有窒息史的新生儿应延期哺乳，暂不沐浴，不接种疫苗，各种护理和治疗操作须轻柔。

9. 此病例的胎心率减速在子宫收缩开始后一段时间出现，下降缓慢，下降幅度<50 次/分，持续时间长，恢复也缓慢，符合晚期减速的特点。

三、简答题

1. 高危妊娠的 5 种情况：①难产史；②妊娠合并心脏病；③前置胎盘；④妊娠期高血压疾病；⑤胎位异常等。

2. （1）急性胎儿窘迫的临床表现：多发生于分娩期。

1）胎心率改变：胎心率>160 次/分或<120 次/分。

2）胎动的改变：胎动频繁或减少。

3）羊水胎粪污染。

（2）急性胎儿窘迫的主要护理措施有：

1）指导孕妇左侧卧位，或改变体位。

2）吸氧。

3）严密观察胎心变化，一般每 10～15min 听取并记录一次胎心或进行胎心监护。

4）抢救准备：配合医生做好术前准备及抢救新生儿的准备工作，如吸痰管、气管插管、氧气等。

5）协助医生选择终止妊娠的方式，并及时、准确执行医嘱。

3. 复苏后仍有再度窒息可能，需加强护理。复苏后主要护理措施：①严密观察面色、呼吸、心率、体温、瞳孔情况及神经系统变化，出现异常，如青紫、呼吸异常、前囟饱满、惊厥、凝视、尖叫、抽搐等，应立即报告医生，并做好重症护理记录。②注意保暖，保持呼吸道通畅，随时吸出呼吸道内的分泌物，继续给氧，侧卧位，延期哺乳，暂不沐浴，不接种疫苗，各种护理和治疗操作须轻柔。③遵医嘱防感染；给予维生素 K_1 防颅内出血等。

（辛翠英）

第六章　妊娠期并发症妇女的护理

测试题

一、名词解释

1. 流产　　2. 异位妊娠　　3. 前置胎盘　　4. 胎盘早期剥离

二、选择题

【A_1型题】

1. 羊水过多是指妊娠任何时期内羊水量超过
   A. 800ml
   B. 1000ml
   C. 2000ml
   D. 2800ml
   E. 3000ml

2. 羊水过少是指妊娠晚期羊水量少于
   A. 50ml
   B. 100ml
   C. 200ml
   D. 300ml
   E. 400ml

3. 胎膜早破的定义是破膜发生于
   A. 分娩未发动前
   B. 子宫口开大 1～2cm 时
   C. 子宫口开大 3～4cm 时
   D. 子宫口开大 5～6cm 时
   E. 第一产程末以前

【A_2型题】

1. 某孕妇，孕 35 周，诊断为急性羊水过多，压迫症状明显，胎儿正常。行腹腔穿刺放羊水时，一次放羊水量不超过
   A. 800ml
   B. 1000ml

C. 1200ml
D. 1500ml
E. 1800ml

2. 某孕妇，孕 38 周，诊断为胎膜早破，有关破膜的处理，不正确的是
   A. 破膜后立即听胎心音
   B. 记录破膜时间
   C. 观察羊水性质
   D. 自由体位
   E. 胎头高浮者，须抬高床尾

3. 某孕妇，孕 35 周，因阴道持续流液来医院就诊，下述不支持胎膜早破诊断的是
   A. 阴道持续性流液
   B. 宫缩时肛查触不到前羊水囊
   C. 羊水涂片镜检可见羊齿状结晶
   D. 阴道排液 pH 试纸检查呈弱碱性
   E. 胎膜破裂发生在第一产程内

4. 某孕妇，32 岁，诊断为胎膜早破，为预防感染而应用抗生素的指征是胎膜早破超过
   A. 16h
   B. 14h
   C. 12h
   D. 10h
   E. 8h

5. 患者 27 岁，已婚，第 2 胎初产；既往身体健康，月经正常。孕期检查无

特殊，现宫内妊娠 34 周，查：血压 150/95mmHg，脉搏 110 次/分，尿蛋白（＋），轻度水肿，伴头晕 2 天。该患者最可能的临床诊断是

A. 一过性血压增高

B. 急性胎盘早剥

C. 妊娠高血压

D. 轻度子痫前期

E. 重度子痫前期

6. 某孕妇，被诊断为重度子痫前期患者，判断目前临床诊断的依据应除外

A. 血压≥160/110mmHg

B. 尿蛋白（－）

C. 尿蛋白定量为 2.0g/24h

D. 头痛、眩晕、视物不清等自觉症状明显

E. 血清谷丙转氨酶升高、持续性上腹不适

7. 某孕妇被诊断为子痫前期（重度），目前正在使用大剂量硫酸镁治疗，提示出现中毒反应最早的表现是

A. 呼吸加快

B. 呼吸减慢

C. 尿量增多

D. 膝腱反射亢进

E. 膝腱反射减弱

8. 周女士，31 岁，因停经 30 周，出现阵发性腹痛被诊断为先兆早产，其首要的治疗是

A. 控制感染

B. 做好剖宫产手术准备

C. 安慰孕妇

D. 抑制宫缩

E. 左侧卧位休息

9. 某女士，28 岁，初孕。因停经、流血伴腹痛，诊断为先兆流产，经过保胎处理效果不确定，根据临床表现，与难免流产的主要鉴别点是

A. 阴道流血时间

B. 子宫颈口是否扩张

C. 妊娠反应轻重

D. 下腹疼痛程度

E. 妊娠试验结果

10. 某女士，32 岁，第 3 胎初产，宫内妊娠 36 周。因无痛性阴道流血，经超声检查结合临床症状确诊为"完全性前置胎盘"，该孕妇首选终止妊娠的手段是

A. 等待产兆，阴道自然分娩

B. 剖宫产术

C. 阴道分娩，产钳助产

D. 阴道分娩，胎头吸引器助产

E. 经阴道试产，失败后剖宫产术

11. 某女士，34 岁，孕 11 周，出现阵发性下腹痛，阴道排出一块肉样组织，继而阴道大量出血。目前贫血貌，体温 37.2℃。妇科检查：子宫口已开，有组织堵塞子宫口，子宫较孕周略小，其最可能的临床诊断是

A. 先兆流产

B. 难免流产

C. 不全流产

D. 稽留流产

E. 流产合并感染

12. 李女士，35 岁，妊娠 36 周检查被诊断为妊娠期高血压疾病，2h 前突然发生持续性腹痛伴阴道少量流血入院。首先考虑的情况是

A. 先兆早产

B. 先兆临产

C. 先兆子宫破裂

D. 前置胎盘

E. 胎盘早剥

13. 某孕妇，32 岁，第 2 胎初产。因足月临产子痫发作，首要的护理措施是

A. 静脉滴注硫酸镁

B. 左侧卧位

C. 保持呼吸道通畅

D. 保持绝对安静

E. 监测生命体征

14. 某孕妇，因诊断为"重型胎盘早期剥离"而入院治疗，其主要的临床表现特点是
    A. 孕妇贫血程度与阴道出血量呈正比
    B. 以无诱因、无痛性反复阴道流血为特点
    C. 下腹部可闻及胎盘杂音
    D. 孕妇的子宫硬如板状，有压痛
    E. 产科检查胎位清楚

15. 某孕妇，孕38周，诊断为慢性羊水过多，下列说法不正确的是
    A. 可使子宫在短期内迅速增大
    B. 症状多较轻
    C. 查体孕妇子宫大于正常妊娠月份
    D. 易并发妊高征、胎位异常、胎膜早破和早产
    E. 产后可因子宫过大引起子宫收缩乏力而致产后出血

【A₃/A₄型题】

（1～3题共用题干）

张女士，32岁，结婚5年，夫妇生活正常，未孕。现停经40天，因突然右下腹剧烈疼痛伴有阴道点滴出血半天，急诊入院。查：BP 100/50mmHg，白细胞总数 $8 \times 10^9/L$，中性粒细胞0.7。盆腔检查：阴道内有少许暗红色血，子宫颈抬举痛明显，后穹窿饱满，子宫触诊不满意。

1. 最可能的临床诊断是
   A. 先兆流产
   B. 难免流产
   C. 输卵管妊娠破裂
   D. 阑尾炎
   E. 过期流产

2. 该患者确诊的主要方法是
   A. 妊娠试验
   B. 查血色素
   C. 子宫颈黏液检查
   D. 阴道后穹窿穿刺
   E. 腹部检查

3. 为该患者提供的护理应除外
   A. 严密观察血压、脉搏、呼吸
   B. 患者立即取半坐卧位
   C. 观察体温变化
   D. 立即输液，做好输血准备
   E. 立即灌肠行术前准备

（4～5题共用题干）

某孕妇，孕39周，孕妇于胎动时感觉腹痛，检查时发现子宫高，腹围小于同期正常妊娠孕妇，子宫的敏感度较高，轻微的刺激即可引起宫缩，临产后阵痛剧烈，宫缩不协调，子宫口扩张缓慢，产程延长。临床诊断为羊水过少。

4. 关于羊水过少，下列说法正确的是
   A. 羊水过少者宫高、腹围增长迅速
   B. 容易发生胎儿窘迫
   C. 羊水量少于500ml
   D. 羊水性质不黏稠、不浑浊
   E. 多发于妊娠早期

5. 针对该孕妇，下列护理措施不正确的是
   A. 指导孕妇左侧卧位
   B. 教会孕妇自我监测宫内胎儿情况的方法和技巧
   C. 注意观察有无胎儿畸形
   D. 不必定期测量子宫高、腹围和体重
   E. 利用B超监测羊水量

三、简答题

1. 简述流产的分类。
2. 简述输卵管妊娠流产或破裂后的临床表现。

3. 简述硫酸镁用药前的 3 项检测指标。

4. 简述前置胎盘的主要症状。

5. 简述胎盘早剥的临床特点。

参考答案与解析

一、名词解释

1. 流产：凡妊娠不足 28 周、胎儿体重不足 1000g 而终止者，称为流产。

2. 异位妊娠：正常妊娠时，受精卵着床于子宫体腔内膜。当受精卵在子宫体腔外着床发育时，称为异位妊娠。

3. 前置胎盘：正常胎盘附着于子宫体部的后壁、前壁或侧壁。若胎盘附着于子宫下段，甚至胎盘下缘达到或覆盖子宫颈内口处，其位置低于胎儿的先露部，称为前置胎盘。

4. 胎盘早期剥离：妊娠 20 周后或分娩期，正常位置的胎盘在胎儿娩出前，部分或全部从子宫壁剥离，称为胎盘早剥。

二、选择题

A_1 型题

1. C   2. D   3. A

A_2 型题

1. D   2. D   3. E   4. C   5. D   6. B   7. E   8. D   9. B

10. B   11. C   12. E   13. C   14. D   15. A

A_3/A_4 型题

1. C   2. D   3. E   4. B   5. D

【解析】

A_1 型题

1. 凡在妊娠任何时期内羊水量超过 2000ml 者，均称为羊水过多。

2. 妊娠足月时羊水量少于 300ml 者，称为羊水过少。

3. 胎膜于临产前破裂者，称为胎膜早破。

A_2 型题

1. 急性羊水过多行腹腔穿刺放羊水时，一次放羊水量不超过 1500ml。

2. 胎膜早破者，破膜后及时听取胎心音，观察羊水情况，检查胎位及先露高度，特别注意有无脐带脱垂和胎儿窘迫，记录破膜时间，指导孕妇卧床休息。子宫口未开全时，应立即让产妇取头低臀高位，做好剖宫产及抢救新生儿窒息的准备。

4. 胎膜早破者，为预防感染而应用抗生素的指征是胎膜早破超过 12h。

5. 本试题考核有关妊娠期高血压疾病的临床分期标准，该内容是考核重点，需要记忆。根据题干提供的资料，与妊娠期高血压疾病的临床分类标准进行对比，应该选择 D。

6. 尿蛋白出现常略迟于血压升高，是肾小管受损的表现，也是病情严重程度的反映。

对照临床诊断标准，不可能有 B 的情况。

7. 硫酸镁的治疗浓度和中毒浓度相近，因此，在进行硫酸镁治疗时应严密观察其毒性作用，并认真控制硫酸镁的入量。中毒现象首先表现为膝腱反射消失。

8. 早产者的处理原则是：若胎儿存活，且无其他异常情况，则通过休息和药物治疗控制宫缩，尽量维持妊娠至足月。若胎膜已破，早产已不可避免时，则应尽可能地预防新生儿并发症以提高早产儿的存活率。

9. 先兆流产者，表现为停经后出现少量阴道流血，流血量较月经量少，可伴有轻微下腹痛、腰痛、腰坠。妇科检查：子宫颈口未开，胎膜未破，妊娠产物未排出，子宫大小与停经周数相符。难免流产者是由先兆流产发展而来的，流产已不可避免，表现为阴道流血量增多，阵发性腹痛加重。妇科检查：子宫颈口已扩张，晚期难免流产还可有羊水流出或见胚胎组织或胎囊堵于子宫口，子宫大小与停经周数相符或略小。

10. 完全性前置胎盘又称中央性前置胎盘，子宫颈内口全部为胎盘组织所覆盖，出血量较多，有时一次大量阴道流血即可使患者陷入休克状态。剖宫产术可以在最短时间内结束分娩过程，迅速剥离胎盘，促使子宫收缩，起到止血的作用，是目前处理前置胎盘的主要手段。

11. 本试题考核有关不同类型流产患者的临床表现，根据题干的资料：孕 11 周，出现阵发性下腹痛，阴道排出一块肉样组织，继而阴道大量出血；妇科检查发现子宫口已开，有组织堵塞子宫口，子宫较孕周略小等特点，属于不全流产的临床表现。

12. 该患者属于妊娠晚期出血，根据其突然发生持续性腹痛伴阴道少量流血的特点，以及妊娠 36 周检查被诊断为妊娠期高血压疾病的结果，存在胎盘早剥的发病诱因。

13. 本题考核有关子痫患者的护理内容。当遇到子痫患者时，首先要保持其呼吸道通畅，所以 C 是正确的首要措施。

14. 本试题考核有关前置胎盘和胎盘早期剥离患者的临床表现特点。备选答案中 A、B、C、E 是前置胎盘患者的临床表现，只有 D 是胎盘早期剥离患者的临床表现特点。

15. 慢性羊水过多多发生于妊娠晚期，羊水可在数周内逐渐增多，多数孕妇能适应。备选答案 A 是急性羊水过多的特点。

A₃/A₄ 型题

2. 阴道后穹窿穿刺术是诊断盆腔积血、积液常用的辅助方法。常规消毒后用 18 号长针自阴道后穹窿刺入直肠子宫陷凹，抽出暗红色不凝血，显示有血腹症存在。怀疑输卵管妊娠破裂者，肯定存在血腹情况，所以 D 是正确答案。

3. 此为急诊入院，需要进行急诊手术的患者。急诊患者到来后，护士需立即观察病情，记录体温、血压、脉搏、呼吸等。遇到失血性休克患者，除抢救休克外，手术前准备力求快捷、分秒必争。如只须用肥皂水擦洗腹部，常规备皮后不必灌肠，阴道准备可与手术准备同时进行，麻醉前也不必常规给药等。

4. 妊娠足月时羊水量少于 300ml 者，称为羊水过少。羊水呈黏稠、浑浊、暗绿色。可发生于妊娠各期，但以妊娠晚期为常见。

5. 对于羊水过少者，应指导孕妇休息时取左侧卧位，改善胎盘血液供应；教会孕妇自我监测宫内胎儿情况的方法和技巧。对出生后的胎儿应认真全面评估，识别畸形。观察孕妇的生命体征，定期测量子宫高、腹围和体重，判断病情发展。

三、简答题

1. 流产分为先兆流产、难免流产、不全流产、完全流产、稽留流产、复发性流产、流产合并感染。

2. 临床表现包括停经、腹痛、阴道流血、晕厥与休克、腹部包块。

3. ①膝腱反射必须存在；②呼吸不少于 16 次/分；③尿量每 24h 不少于 600ml，或每小时不少于 25ml。

4. 妊娠晚期或临产时，发生无诱因的无痛性反复阴道流血。

5. 妊娠晚期突然发生腹部持续性疼痛，伴有或不伴有阴道流血。

（朱　秀）

第七章　妊娠合并症妇女的护理

测 试 题

一、名词解释

1. 妊娠期贫血　　2. 妊娠期糖尿病

二、选择题

【A₁ 型题】

1. 妊娠合并心脏病孕产妇死亡的主要原因是
   A. 合并妊娠期高血压疾病
   B. 剖宫产术
   C. 羊水栓塞
   D. 感染与心力衰竭
   E. 产后出血

2. 妊娠合并心脏病孕产妇易发生心力衰竭的时期是
   A. 妊娠早期
   B. 妊娠 13～23 周
   C. 妊娠 24～27 周
   D. 妊娠 28～31 周
   E. 妊娠 32～34 周

3. 妊娠晚期合并急性病毒性肝炎，对母儿危害较大，其原因是
   A. 易发生子痫
   B. 易发展为重症肝炎
   C. 易发生糖代谢障碍，影响胎儿发育
   D. 易早产
   E. 易发生宫缩乏力，产程延长

4. 妊娠合并心脏病者，在分娩期使用抗生素的原则是
   A. 无感染征象者不要使用抗生素
   B. 有胎膜残留者，为预防感染给抗生素
   C. 产程开始给抗生素，并维持到产后 1 周
   D. 有胎膜早破时方给抗生素
   E. 出现发热、白细胞升高时方给抗生素

5. 关于妊娠合并病毒性肝炎患者分娩期的护理，错误的是
   A. 配备新鲜血液
   B. 产前 1 周注射维生素 K₁
   C. 阴道助产缩短第二产程
   D. 防止弥散性血管内凝血
   E. 应以剖宫产结束分娩

6. 有关妊娠合并糖尿病患者的处理，错误的是
   A. 定期产科和内科复查
   B. 所生婴儿一律按早产儿护理
   C. 预防感染应保持皮肤清洁
   D. 建议人工喂养婴儿
   E. 产后避免使用口服避孕药

7. 妊娠合并心脏病者，心功能 Ⅱ 级的诊断标准是
   A. 一般体力活动稍受限制
   B. 体力活动明显受限，或既往有心力衰竭病史
   C. 休息状态下即出现心力衰竭症状
   D. 心脏扩大
   E. 劳力性呼吸困难

8. 对于妊娠合并急性病毒性肝炎的描述，不正确的是

A. 孕早期不宜终止妊娠，因可增加肝损害

B. 妊娠晚期应预防妊高征

C. 分娩期应缩短第二产程

D. 分娩期应预防产后出血

E. 产褥期应用抗生素预防感染

9. 有关乙型病毒性肝炎的母婴传播途径，不正确的是

A. 粪-口途径

B. 分娩时接触羊水

C. 母乳喂养

D. 子宫内经胎盘

E. 母婴接吻

10. 下列不支持早期心力衰竭诊断的指标是

A. 孕35周，合并风湿性心脏病、心悸

B. 休息时心率超过110次/分

C. 休息时呼吸超过20次/分

D. 足踝水肿，休息后消退

E. 夜间常需起床开窗，呼吸新鲜空气

11. 除了生理性贫血外，孕妇最容易发生

A. 缺铁性贫血

B. 再生障碍性贫血

C. 营养不良性贫血

D. 巨幼细胞贫血

E. 慢性失血性贫血

12. 关于妊娠合并心脏病孕产妇的护理，错误的是

A. 休息时宜左侧卧位

B. 妊娠16周后，限制食盐的摄入

C. 定期评估心功能

D. 鼓励产妇屏气用力，缩短第二产程

E. 心功能I～II级的产妇可母乳喂养

13. 有关妊娠与糖尿病相互影响的陈述，不正确的是

A. 妊娠可使原有糖尿病患者病情加重

B. 妊娠可使既往无糖尿病孕妇发生妊娠期糖尿病

C. 应用胰岛素治疗的产妇，分娩后应增加胰岛素用量，以防血糖过高

D. 糖尿病妇女宜在血糖控制正常后妊娠

E. 随着妊娠的进展，胰岛素需要量增加，糖耐量降低

14. 关于妊娠合并心脏病孕产妇的护理，下列正确的是

A. 休息时宜平卧位

B. 妊娠36周开始限制食盐的摄入

C. 定期评估心功能

D. 第二产程鼓励产妇屏气用力

E. 心功能III级的产妇可母乳喂养

【A₂型题】

1. 某孕妇，26岁，妊娠合并心脏病，其心脏负担最重的月份是

A. 28～30周

B. 30～32周

C. 32～34周

D. 34～36周

E. 36～38周

2. 王女士，孕9周，患有风湿性心脏病，决定其是否继续妊娠的主要根据是

A. 患者年龄

B. 胎儿大小

C. 心脏病种类

D. 心功能分级

E. 病变发生部位

3. 刘某，28岁，诊断为妊娠合并病毒性肝炎，临近分娩期有出血倾向时可选用的维生素是

A. 维生素A

B. B族维生素

C. 维生素D

D. 维生素E

E. 维生素K

4. 刘某，30岁，妊娠合并急性病毒性肝

炎，关于其产褥期的处理，不正确的是

A. 产后不宜哺乳

B. 雌激素回奶

C. 新生儿必须隔离

D. 预防感染

E. 宜用器械避孕

5. 某初孕妇，29 岁，现孕 22 周，经检查确诊为妊娠合并风湿性心脏病、心功能 Ⅱ 级。根据该孕妇情况，为防止心力衰竭，妊娠期监测的时间应重点放在

A. 22～24 周

B. 25～26 周

C. 27～28 周

D. 29～31 周

E. 32～34 周

6. 林女士，36 岁，G2P1。产前检查发现巨大儿，最需考虑的情况是

A. 妊娠合并糖尿病

B. 营养过剩

C. 经产妇

D. 父母身材高大

E. 过期妊娠

7. 某孕妇，30 岁，确诊为妊娠合并心脏病，关于其分娩期的护理，正确的是

A. 第一产程可一般护理

B. 第二产程一般不予手术助产

C. 子宫口开全后手术助产

D. 胎儿娩出后立即给产妇注射麦角新碱

E. 胎儿娩出后应立即娩出胎盘

8. 某产妇，36 岁，为妊娠合并心脏病患者，关于其产褥期的健康指导，正确的是

A. 心功能 Ⅱ～Ⅲ 级者可母乳喂养

B. 产后 24h 内应绝对卧床休息

C. 产后 48h 内应下地活动

D. 需绝育者，一般在产后 42 天左右施行输卵管结扎术

E. 母乳喂养的产妇，常规不用抗

生素

9. 刘某，34 岁，为妊娠合并风湿性心脏病患者，下列有利于预防其发生产时心力衰竭的护理措施是

A. 宫缩时鼓励孕妇活动以减轻疼痛

B. 如有中重度贫血应给予输血治疗

C. 鼓励产妇多进食，以增加体力

D. 第二产程结束后用沙袋置于腹部

E. 第三产程鼓励产妇早期下床活动

10. 张女士，29 岁，G1P0，现孕 22 周。经检查确诊为妊娠合并风湿性心脏病、心功能 Ⅱ 级。根据该孕妇情况，最容易发生心力衰竭的孕周是

A. 22～24 周

B. 25～26 周

C. 27～28 周

D. 29～31 周

E. 32～34 周

11. 某初孕妇 23 岁，妊娠 38 周，枕左前位。患者有先天性房间隔缺损病史。目前心功能 Ⅱ 级，规律宫缩，子宫口开大 8cm，胎头在坐骨棘水平下 2cm，对其护理措施正确的是

A. 立即行剖宫产术结束妊娠

B. 待子宫口开全后鼓励产妇屏气用力以缩短第二产程

C. 严密观察产程，子宫口开全后行阴道助产以缩短第二产程

D. 给予缩宫素，加强子宫收缩

E. 给予洋地黄类药物，预防心力衰竭

12. 刘某，36 岁，妊娠合并病毒性肝炎，关于其产褥期的处理，正确的是

A. 产后不宜哺乳

B. 选择雌激素回奶

C. 乳房外敷芒硝回奶

D. 增加蛋白质入量

E. 口服短效避孕药

13. 李女士，28 岁，先天性心脏病患者。妊娠 8 周时出现急性心力衰竭，正

确的处理方法是

A. 立即行人工流产术终止妊娠

B. 控制心力衰竭后行人工流产术终止妊娠

C. 控制心力衰竭后剖宫取胎终止妊娠

D. 控制心力衰竭后继续妊娠

E. 控制心力衰竭的同时终止妊娠

14. 某女士，35 岁，G1P0，是妊娠合并心脏病患者，向你咨询下列哪项不是心力衰竭导致的不良后果，正确的是

A. 胎儿畸形

B. 胎儿生长受限

C. 先兆早产

D. 胎儿窘迫

E. 早产

15. 李女士，28 岁，G1P0，是妊娠合并心脏病患者。分娩时出现胎儿窘迫的原因是

A. 胎儿畸形

B. 胎儿先天性心脏病

C. 胎盘功能减退

D. 脐带血运受阻

E. 母体血氧含量不足

16. 柴女士，26 岁，G1P0，孕 34 周，被确诊患急性病毒性肝炎。你认为在妊娠晚期对母儿危害较大的是

A. 胎儿畸形

B. 重症肝炎

C. 糖代谢障碍

D. 早产

E. 宫缩乏力

17. 刘某，25 岁，为妊娠合并心脏病患者，目前出现下列症状。判断其心力衰竭的症状是

A. 活动时心率每分钟超过 110 次

B. 心尖部闻及 II 级收缩期杂音

C. 二尖瓣区闻及舒张期杂音

D. 足踝部出现凹陷性水肿

E. 咳泡沫状痰，肺底部有持续性湿啰音

18. 史女士，34 岁，G2P0，是心脏病患者，对其进行孕期健康宣教的内容应除外

A. 避免过劳，每日睡眠 10h 以上

B. 纠正贫血，预防上呼吸道感染

C. 定期产前检查，动态监测心功能

D. 心功能 III 级以上者不宜母乳喂养

E. 增加营养，严格限制食盐入量

19. 李女士，28 岁，G2P0，孕 39 周，是妊娠合并心脏病患者。目前临产，为其提供的分娩期处理内容，不正确的是

A. 使用抗生素预防感染

B. 严密观察产妇的生命体征

C. 产后出血时，立即静脉注射麦角新碱

D. 缩短第二产程

E. 产程进展不顺利时，及时行剖宫产术终止妊娠

20. 某孕妇，38 岁，妊娠 14 周，休息时仍胸闷、气急。查脉搏 120 次/分，呼吸频率 22 次/分，心界向左侧扩大，心尖区有 II 级收缩期杂音、性质粗糙，肺底有湿啰音，正确的处理方案是

A. 立即终止妊娠

B. 加强产前监护

C. 控制心力衰竭后终止妊娠

D. 控制心力衰竭后继续妊娠

E. 限制钠盐摄入

21. 小王护士在社区进行健康教育讲座，有关妊娠合并急性病毒性肝炎的护理内容，应除外

A. 感染病毒性肝炎者原则上不宜妊娠

B. 保证孕妇休息，加强保肝治疗

C. 加强产前监护，防止交叉感染

D. 提供营养，增加蛋白质入量

E. 缩短第二产程，减少体力消耗

22. 小林护士告诉孕妇周女士关于妊娠合并心脏病的知识，**不正确**的是
    A. 妊娠合并心脏病是孕产妇死亡的主要原因之一
    B. 妊娠 32～34 周血容量增加达高峰
    C. 分娩第二产程比第一产程心脏负担重
    D. 分娩第三产程心脏负担仍很重
    E. 产后 2 天内心脏负担减轻

23. 护理部组织新护士培训，王护士长讲到有关"妊娠合并糖尿病孕妇分娩的新生儿护理原则"，下列正确的是
    A. 若孕龄大于 37 足周，按正常新生儿提供护理
    B. 若孕龄大于 40 足周，按正常新生儿提供护理
    C. 若体重大于 2500g，按正常新生儿提供护理
    D. 若体重大于 4000g，按正常新生儿提供护理
    E. 无论新生儿体重大小，均按早产儿提供护理

24. 张护士与孕妇林女士交流时，林女士谈到自己对于乙型病毒性肝炎母婴传播途径的认识，张护士告诉她下列**不正确**的是
    A. 粪-口途径
    B. 分娩时接触羊水
    C. 母乳喂养
    D. 子宫内经胎盘
    E. 母婴接吻

25. 陈女士，32 岁，G2P0。产前检查发现贫血，门诊护士为其提供的正确护理内容是
    A. 贫血是孕妇常见症状，不影响胎儿发育
    B. 建议摄食高铁、高蛋白及高维生素 C 的食物

C. 若需补充铁剂，应首选肌内注射铁剂
    D. 选择口服铁剂的效果好
    E. 若口服铁剂后出现黑便，应立即停药

26. 某产妇合并糖尿病，入院 1 周后足月阴道分娩。产后，责任护士对其进行健康教育，正确的指导内容是
    A. 若接受胰岛素治疗，哺乳会对新生儿产生不良影响
    B. 产后胰岛素的需要量无需重新评估
    C. 建议产妇采用宫内避孕器具
    D. 指导产妇定期接受产科和内科复查
    E. 产妇需长期接受胰岛素治疗

27. 孙女士，33 岁，教师，在内科诊断为糖尿病。为计划近年妊娠，到妇科门诊向护士询问有关糖尿病对孕妇的影响，下列内容应除外的是
    A. 受孕率相对高
    B. 流产率相对高
    C. 妊娠期高血压疾病发生率相对高
    D. 手术产率相对高
    E. 羊水过多发生率高

28. 王女士，28 岁，因妊娠合并重症病毒性肝炎住院治疗。护士告诉她按医嘱服用广谱抗生素的目的是
    A. 消除体内感染病灶
    B. 预防感染
    C. 防止弥散性血管内凝血
    D. 抑制大肠埃希菌，减少氨的生成
    E. 控制肝炎

29. 张女士，29 岁，G1P0，孕 18 周，是妊娠合并心脏病患者。去年发生心力衰竭时曾经住院治疗，目前情况良好，定期接受产前检查，无异常发现。根据患者目前情况，判断其心功能是
    A. Ⅰ级

B. Ⅱ级

C. Ⅲ级

D. Ⅳ级

E. Ⅴ级

30. 丁女士，32 岁，G1P0，是心脏病患者。定期接受产前检查，近日出现不适症状，判断其目前心功能Ⅲ级的依据是

A. 从事正常体力活动无症状

B. 一般体力活动不受限制

C. 一般体力活动稍受限制

D. 一般体力活动显著受限制

E. 轻微活动即有胸闷、心悸、气短

【A₃/A₄ 型题】

（1～3 题共用题干）

患者王女士，25 岁，先天性心脏病，心功能Ⅱ级，现妊娠足月入院待产。

1. 在下列护理措施中，不正确的是

A. 胎儿娩出后腹部立即压沙袋

B. 积极防止便秘

C. 缩短第二产程

D. 胎儿娩出半小时后送病房

E. 产褥期注意休息

2. 该患者整个妊娠和分娩过程中心脏负担最重的时期是

A. 孕 12 周内

B. 孕 13～28 周

C. 孕 36～40 周

D. 第二产程宫缩时

E. 产后 72h 后的每次哺乳时

3. 产后 24h 内的护理措施，正确的是

A. 协助产妇进行室内活动

B. 鼓励产妇自我护理

C. 给新生儿按需哺乳

D. 教产妇学习护理新生儿

E. 嘱产妇绝对卧床休息

（4～5 题共用题干）

某产妇，32 岁，产前检查确诊为慢性乙型肝炎。4h 前经阴道自然分娩。责任护士对她进行了分娩期护理和健康指导。

4. 在下列分娩时的护理措施中，正确的是

A. 鼓励产妇屏气用力以缩短第二产程

B. 子宫口开全后立即注射催产素

C. 建议患者积极母乳喂养

D. 严格执行消毒隔离制度

E. 每 5min 测量一次胎心率

5. 为了防止新生儿感染乙肝，指导和护理措施中不正确的是

A. 尽早人工喂养

B. 新生儿应隔离 4 周

C. 产后不要采用避孕药避孕

D. 积极给新生儿免疫接种乙肝疫苗

E. 注意不得使用雌激素回奶

（6～9 题共用题干）

某孕妇 23 岁，妊娠 38 周，G1P0，枕左前位，有先天性房间隔缺损病史。近日发现，稍微活动后感心悸、轻度气短，但休息时无自觉症状。目前入院检查：心功能Ⅱ级，规律宫缩，子宫口开大 8cm，胎头在坐骨棘水平下 2cm。

6. 判断其心功能Ⅱ级的依据是

A. 能坚持上班

B. 一般体力活动不受限制

C. 一般体力活动稍受限制

D. 一般体力活动显著受限制

E. 轻微活动即有胸闷、心悸、气短

7. 为其提供的分娩期护理措施，正确的是

A. 立即行剖宫产术结束妊娠

B. 待子宫口开全后鼓励产妇屏气用力以缩短第二产程

C. 严密观察产程，子宫口开全后行阴道助产以缩短第二产程

D. 给予缩宫素，加强子宫收缩

E. 给予洋地黄类药物，预防心力

衰竭

8. 下列是导致第二产程心脏负担加重的原因，但除外
   A. 血容量增加
   B. 心排血量及平均动脉压增加
   C. 周围阻力增加更多
   D. 肺循环阻力增高
   E. 腹压增加，内脏血液涌向心脏

9. 在下列提供的产褥期护理内容中，正确的是
   A. 鼓励患者早期下地活动
   B. 指导产妇采用人工喂养方法
   C. 产后及时停用抗生素
   D. 指导患者在卧床期间活动下肢
   E. 产后 24h 内行输卵管结扎术

三、简答题

1. 简述早期心力衰竭的临床表现。
2. 简述妊娠合并病毒性肝炎患者的处理原则。
3. 简述妊娠期糖尿病的诊断标准。

参考答案与解析

一、名词解释

1. 妊娠期贫血：国内将红细胞计数小于 $3.5 \times 10^{12}/L$、血红蛋白小于 $100g/L$ 或血细胞比容 <0.30 者，诊断为妊娠期贫血。

2. 妊娠期糖尿病：在妊娠期首次发生或发现的不同程度的糖代谢异常者，称为妊娠期糖尿病。

二、选择题

A_1 型题

| 1. D | 2. E | 3. B | 4. C | 5. E | 6. D | 7. A | 8. A | 9. A |
| 10. D | 11. A | 12. D | 13. C | 14. C | | | | |

A_2 型题

1. C	2. D	3. E	4. B	5. E	6. A	7. C	8. B	9. D
10. E	11. C	12. C	13. B	14. A	15. E	16. B	17. E	18. E
19. C	20. D	21. D	22. E	23. E	24. A	25. B	26. D	27. A
28. D	29. C	30. D						

A_3/A_4 型题

| 1. D | 2. D | 3. E | 4. D | 5. A | 6. C | 7. C | 8. A |
| 9. D | | | | | | | |

【解析】

A_1 型题

1. 备选答案 A、C、D、E 均可导致孕产妇死亡，其中，心力衰竭是妊娠合并心脏病孕产妇死亡的主要原因，感染可以诱发心力衰竭而致患有心脏病的孕产妇死亡。

2. 随着妊娠进展，母体血容量从妊娠第 6 周开始逐渐增加，至妊娠 32～34 周达到高峰。总血容量比未妊娠时增加 30％～45％，血容量增加导致心排血量增加，心率加快，心脏负担加重，容易发生心力衰竭。

3. 妊娠期某些生理变化可使肝负担加重或使原有肝疾病的病情复杂化，从而发展为重症肝炎。若为重症肝炎，常并发弥散性血管内凝血，出现全身出血倾向，直接威胁母婴生命。

4. 由于感染可以诱发心力衰竭而导致不良后果，所以积极防治心力衰竭和感染是妊娠合并心脏病妇女的处理原则。而且，强调临产后及时加用抗生素以防感染，并按医嘱应用广谱抗生素至产后 1 周左右，无感染征象时停药。

5. 备选答案 A、B、C、D 都是在分娩期需要对病毒性肝炎患者提供的护理内容，病毒感染不是剖宫产的手术指征，所以，E 是错误的。

6. 妊娠合并糖尿病不是哺乳的禁忌证，正确的做法是鼓励妊娠合并糖尿病的产妇进行母乳喂养，并为其提供有关乳房护理及正确的母乳喂养技巧。

7. 心功能Ⅱ级者：一般体力活动略受限制，活动后心悸、轻度气短，休息时无自觉症状。

8. 由于妊娠期胎儿生长发育的需要，孕妇肝内糖原代谢增强，肝负担加重，易患病毒性肝炎，或使原有的病情加重。因此，孕早期感染者在积极治疗的同时，应行人工流产。

9. 乙型病毒性肝炎的母婴传播途径包括：胎盘传播、产时传播（胎儿通过软产道接触母血、羊水、阴道分泌物）以及产后传播（母乳喂养及接触母亲唾液等）。备选答案中 A 是甲型病毒性肝炎的传播途径。

10. 正常孕妇在妊娠期间可以由于增大的子宫的压迫，影响下肢静脉回流而导致下肢或足踝水肿，经休息后消退。

11. 贫血是妊娠期最常见的一种合并症。WHO 的最近资料表明，50％以上孕妇合并贫血，其中缺铁性贫血最为常见，占妊娠期贫血的 95％。

12. 产程中应派专人护理，严密观察产程进展及病情变化情况。为避免患者屏气用力，子宫口开全后，应行会阴侧切术及阴道助产术以缩短第二产程，避免体力消耗，诱发心力衰竭。

13. 产后随着胎盘的排出，全身内分泌激素逐渐恢复到非妊娠时期的水平，胎盘分泌的抗胰岛素物质迅速减少，所以胰岛素的用量应及时减少，否则容易发生低血糖，严重者甚至导致低血糖昏迷及酮症酸中毒。

14. 可以妊娠者，应从确定妊娠开始时做产前检查，动态监测心脏功能，及时识别早期心力衰竭的征象。

A₂ 型题

1. 母体血容量从妊娠第 6 周开始逐渐增加，至妊娠 32～34 周达到高峰。血容量增加导致心排血量增加，心率加快，心脏负担加重，容易发生心力衰竭。

2. 对于患有心脏病的孕妇，决定其是否继续妊娠的主要是其心功能分级。病情较轻、心功能Ⅰ～Ⅱ级、既往无心力衰竭史也无并发症者，在密切监护下能安全经历妊娠和分娩的过程，可以妊娠。若心功能Ⅲ级及以上、既往有心力衰竭史、严重心律失常、发绀型先天性心脏病的妇女一旦妊娠，均可给母儿带来不同程度的危害，导致严重后果，则不宜妊娠。

3. 妊娠合并病毒性肝炎患者，按医嘱于临产前数日肌内注射维生素 K₁，临产后配制新鲜血备用，并注意监测患者的出血及凝血功能。

4. 目前认为 HBsAg（＋）的产妇可以母乳喂养；HBsAg、HBeAg 及抗 HBc 三项阳性及后两项阳性的产妇均不宜哺乳。不宜哺乳的产妇不宜使用雌激素回奶，以免加重肝负担，指导其采用生麦芽冲剂或乳房外敷芒硝的方法回奶。

5. 妊娠 32～34 周、分娩期及产褥期的最初 3 日内，是患有心脏病的孕妇最危险的时期，孕妇心脏负担最重，最易发生心力衰竭，应严密监护。

6. 备选答案均可以是巨大儿的发生因素。目前发现，糖尿病患者的巨大儿发生率可高达 25%～40%。其原因与胎儿长期处于高血糖环境有关。因此，发现巨大儿情况时，医护人员要考虑孕妇是否患有糖尿病的问题。

7. 为避免患者屏气用力，增加心脏负担，在子宫口开全后，应行会阴侧切术、胎头吸引术或产钳助产术以缩短第二产程。

8. 产后 3 日内，尤其是 24h 内仍是心脏负担较重的时期，容易发生心力衰竭。

9. 胎儿娩出后，应在患者腹部放置 1～2kg 重的沙袋并持续 24h，以防腹压骤降而诱发心力衰竭。

10. 根据妊娠对心脏病的影响，妊娠 32～34 周、分娩期及产褥期的最初 3 天内，心脏负担最重，是患心脏病孕妇最危险的时期，易发生心力衰竭，应备加重视病情的变化。

11. 根据题干提供的内容，目前该患者没有剖宫产的手术指征，可以阴道分娩。

12. 病毒性肝炎患者，使用雌激素会增加肝负担，因此，应指导不宜哺乳的产妇采用生麦芽冲剂或乳房外敷芒硝的方法回奶。

13. 心功能Ⅲ～Ⅳ级、既往有心力衰竭史、严重心律失常、风湿热活动期、年龄在 35 岁以上、心脏病病程较长者，则不宜妊娠。已经妊娠者应于妊娠 12 周以前行治疗性人工流产，并严格避孕。一旦发生心力衰竭，则需在控制心力衰竭后进行治疗性人工流产。

14. 备选答案 B、C、D、E 均可以是心力衰竭导致的后果。胎儿发生畸形的原因很多，但心力衰竭不是直接原因。

15. 备选答案描述的情况，均可使孕妇临产后出现胎儿窘迫的情况。对于心脏病患者而言，分娩时出现胎儿窘迫的原因应该是母体血氧含量不足。

16. 妊娠晚期重症肝炎的发生率高，常并发弥散性血管内凝血，出现全身出血倾向，直接威胁母婴生命。

17. 妊娠合并心脏病者，如出现下述症状及体征，应考虑为心力衰竭先兆：轻微活动后即有胸闷、气促及心慌；休息时心率超过 110 次/分，呼吸频率超过 20 次/分；夜间常因胸闷而坐起，或需要到窗口呼吸新鲜空气；肺底部出现少量持续性湿啰音，咳嗽后不消失。

18. 自妊娠 16 周起，应限制食盐量，每日不超过 4～5g。

19. 应该准确评估患者的出血量，按医嘱给予缩宫素，但禁止使用麦角新碱，以防静脉压升高。产道及胎儿异常或心功能Ⅲ～Ⅳ级者，宜选择剖宫产术。

20. 心功能Ⅲ～Ⅳ级、既往有心力衰竭史、严重心律失常、风湿热活动期、年龄在 35 岁以上、心脏病病程较长者，不宜妊娠。已经妊娠者应于妊娠 12 周以前行治疗性人工流产，并严格避孕。本例患者妊娠 12 周以上，且有心力衰竭表现，因此应在控制心力衰竭的基础上继续妊娠。

21. 为积极防治肝性脑病，应遵医嘱给予各种保肝药物，如六合氨基酸、高血糖素-葡萄糖-胰岛素等。严格限制蛋白质的摄入量，每日应<0.5g/kg，增加糖类，每日热量维持在 7431.2kJ（1800kcal）以上。

22. 产后 3 日内仍是心脏负担较重的时期，容易发生心力衰竭。此时期除了子宫缩复、血容量继续增加外，妊娠期组织间潴留的大量液体也开始回到体循环，故血容量显著增加，心脏负担仍未减轻。

23. 糖尿病患者的新生儿均应按早产儿处理，由于新生儿的抵抗力弱，易发生低血糖，故分娩出生后早喂葡萄糖水、早开奶，以防止低血糖、低血钙、高胆红素血症及呼吸窘迫综合征的发生。

24. 乙型病毒性肝炎的母婴传播途径包括：胎盘传播、产时传播（胎儿通过软产道接触母血、羊水、阴道分泌物）以及产后传播（母乳喂养及接触母亲唾液等）。

25. 在轻度贫血时，对胎儿影响不大，但在严重缺铁时，母体骨髓的造血功能过度降低，则胎儿生长发育受限，甚至引起早产、死胎。指导孕妇注意食物的多样化，鼓励孕妇进食高蛋白、高维生素、含铁丰富的食物。根据患者的贫血程度，选用铁剂治疗。血色素在 60g/L 以上的贫血患者采用口服补铁为主的方法。口服疗效差或病情严重的贫血患者，可采用注射方法补充铁剂。

26. 指导患者产后注意个人卫生，保持外阴部清洁。同时指导患者采取有效的避孕措施，遵医嘱定期复查，有助于发现异常并及时得到处理。产后随着胎盘娩出，抗胰岛素的激素水平迅速下降，故胰岛素需要量明显减少，需根据产妇的血糖水平及时调整胰岛素用量。通常，产后 24h 内胰岛素的用量应降到产前用量的一半，48h 减至原用量的 1/3，有的患者甚至可完全不需要用胰岛素治疗。

27. 在备选答案中，B、C、D、E 都是糖尿病孕产妇面临的问题，所以 A 是错误的。

28. 妊娠合并重症病毒性肝炎患者在接受治疗时，通常需要口服新霉素或甲硝唑抑制大肠埃希菌，以减少游离氨及其他毒素的形成。

29. 临床上依据患者的主观感受，按其所能耐受的日常体力活动将心脏病孕妇心功能分为四级：①心功能Ⅰ级者，一般体力活动不受限制。②心功能Ⅱ级者，一般体力活动略受限制，运动后感心悸、轻度气短，休息时无症状。③心功能Ⅲ级者，一般体力活动显著受限制，休息时无不适，轻微日常活动即感不适、心悸、呼吸困难，或既往有心力衰竭病史。④心功能Ⅳ级者，不能进行任何体力活动，休息时仍有心悸、呼吸困难等心力衰竭症状。

A₃/A₄ 型题

1. 胎儿娩出后应在分娩室继续观察至少 2h，等情况稳定后才能送回病房休息。

2. 进入第二产程后，除子宫收缩外，腹肌和骨骼肌也参与活动，致使外周阻力增加，心脏负荷进一步加重。分娩时产妇屏气用力，结果肺循环压力及腹压增高，导致左心室负荷进一步加重，心脏负担增加。

3. 产后 3 日内，尤其产后 24h 内仍然是发生心力衰竭的危险时期，应保证患者得到充分休息，并严密观察患者的血压、脉搏、呼吸、心率等生命体征及心功能变化情况，按病情需要记录出、入量，防止心力衰竭和感染。

4. 对于患者，应严格执行消毒隔离制度，所用物品需要经 0.2% 过氧乙酸等消毒液处理。

5. 目前认为 HBsAg（＋）的产妇可以母乳喂养；HBsAg、HBeAg 及抗 HBc 三项阳性及后两项阳性的产妇均不宜哺乳。指导不宜哺乳的产妇采用生麦芽冲剂或乳房外敷芒硝的方法回奶。新生儿接受免疫接种。

6. 心功能 Ⅱ 级者，一般体力活动略受限制，活动后心悸、轻度气短，休息时无自觉症状。

7. 此孕妇为妊娠合并心脏病患者，根据题干资料可以阴道分娩，因此，应严密观察产程，子宫口开全后行阴道助产以缩短第二产程，并注意预防产后出血和感染。

8. 在第二产程中，除了子宫收缩外，腹肌和骨骼肌的收缩使外周循环阻力增加，且分娩时产妇屏气用力动作使肺循环压力增加，腹腔压力增高，内脏血液向心脏回流增加，此时心脏前后负荷显著加重。

9. 产后 3 日内，尤其产后 24h 内仍然是发生心力衰竭的危险时期，心脏病产妇需要得到充分休息，不宜早期下地活动。指导患者在卧床期间活动下肢，避免发生静脉血栓。心功能良好的患者，可于产后 1 周左右进行输卵管结扎术；心功能 Ⅲ 级以上者不宜母乳喂养，应及时给予中药回奶，帮助进行人工喂养。

三、简答题

1. 出现下述症状及体征，应考虑为心力衰竭先兆：①轻微活动后即有胸闷、气促及心慌；②休息时心率超过 110 次/分，呼吸频率超过 20 次/分；③夜间常因胸闷而坐起，或需要到窗口呼吸新鲜空气；④肺底部出现少量持续性湿啰音，咳嗽后不消失。

2. 妊娠期病毒性肝炎患者的处理原则与非妊娠期相同：注意休息，加强营养，积极采用中西药物进行保肝治疗，预防并治疗肝性脑病。此外，根据病情，适时终止妊娠；避免产时过长，预防产后出血和感染。

3. 测定孕妇空腹血糖、50g 葡萄糖筛查、葡萄糖耐量试验的检查结果进行判断。目前，国内医疗机构已经按 2011 年美国糖尿病学会指南更新了妊娠期糖尿病的标准：对除外孕前糖尿病的孕妇建议于 24～28 周进行 75g 葡萄糖耐量试验筛查，其界值为空腹 5.1mmol/L，1 小时 10.0 mmol/L，2 小时 8.5 mmol/L，其中一项及以上异常者即诊断为妊娠期糖尿病。

（郑修霞）

第八章　异常分娩妇女的护理

测 试 题

一、名词解释

1. 异常分娩　　2. 潜伏期延长　　3. 第二产程延长　　4. 滞产　　5. 急产

6. 均小骨盆　　7. 巨大胎儿　　8. 持续性枕后位

二、选择题

【A₁ 型题】

1. 关于协调性子宫收缩乏力的特点，下列陈述正确的是
   A. 宫缩节律不协调
   B. 宫缩的极性倒置
   C. 宫缩时子宫底部不强，而是子宫下段强
   D. 宫缩持续时间短而间歇时间长
   E. 宫缩的兴奋点来自子宫下段的一处或多处

2. 由于协调性子宫收缩过强，可出现的是
   A. 急产
   B. 潜伏期延长
   C. 活跃期停滞
   D. 第二产程延长
   E. 滞产

3. 关于骨盆入口平面狭窄，下列叙述正确的是
   A. 骨盆入口前后径≤12cm
   B. 对角径≤13cm
   C. 坐骨结节间径≤9cm
   D. 骶耻外径≤18cm
   E. 坐骨棘间径≤10cm

4. 下列情况属于第二产程延长的是
   A. 第二产程初产妇超过 1h 胎儿尚未娩出者
   B. 第二产程经产妇超过 30min 胎儿尚未娩出者
   C. 第二产程初产妇超过 30min 胎儿尚未娩出者
   D. 第二产程经产妇超过 15min 胎儿尚未娩出者
   E. 第二产程初产妇超过 2h 胎儿尚未娩出者

【A₂ 型题】

1. 某待产妇出现低张性宫缩乏力，其表现是
   A. 临产早期宫缩正常，活跃期出现宫缩乏力
   B. 宫缩时子宫底部不强，子宫下段强
   C. 自觉持续腹痛、拒按
   D. 出现肠胀气、尿潴留
   E. 出现胎儿窘迫

2. 某待产妇今日凌晨 3 时临产，上午 10 时查子宫口开大 3cm，现晚上 7 时，查子宫口开大 8cm，判断为
   A. 潜伏期延长
   B. 活跃期停滞
   C. 活跃期延长
   D. 第二产程延长
   E. 滞产

3. 某待产妇出现不协调性宫缩乏力，首要的处理措施是
   A. 给予缩宫素
   B. 调节宫缩，恢复其协调性
   C. 行产钳助产
   D. 行剖宫产
   E. 行人工破膜

4. 某待产妇出现协调性子宫收缩乏力，查子宫口开大 4cm，胎头高浮，未衔接，正确的护理措施是
   A. 保证每天液体摄入量不多于 2500ml
   B. 鼓励孕妇多进易消化、高热量饮食
   C. 缩宫素静脉滴注，50 滴/分
   D. 给予温肥皂水灌肠
   E. 人工破膜

5. 某待产妇因出现协调性宫缩乏力进行缩宫素静脉滴注，正确的护理措施是
   A. 必须专人监护
   B. 每隔 30min 记录一次血压、脉搏
   C. 每隔 30min 记录一次子宫收缩和胎心情况
   D. 可逐渐加快滴速，一般不超过 50 滴/分
   E. 对于头盆不称者需将静脉滴速调节为 8～10 滴/分

6. 某待产妇出现协调性子宫收缩过强，临床表现是
   A. 子宫下段宫缩最强
   B. 子宫收缩不对称
   C. 子宫收缩起自子宫体
   D. 子宫收缩持续时间 40 秒/次
   E. 子宫收缩过频（10min 内 6 次）

7. 某待产妇出现协调性子宫收缩过强，正确的处理措施是
   A. 肾上腺素 1mg 加入 5％葡萄糖液 500ml 内静脉滴注
   B. 肾上腺素 2mg 加入 5％葡萄糖液 250ml 内静脉滴注
   C. 肾上腺素 3mg 加入 5％葡萄糖液 250ml 内静脉滴注
   D. 25％硫酸镁 20ml 加入 25％葡萄糖液 20ml 缓慢静脉推注
   E. 25％硫酸镁 40ml 加入 25％葡萄糖液 20ml 缓慢静脉推注

8. 为某孕妇测量骨盆，发现其为单纯扁平骨盆，其特点是
   A. 骨盆入口平面狭窄
   B. 中骨盆平面狭窄
   C. 骨盆出口平面狭窄
   D. 耻骨弓角度＜90°
   E. 骨盆 3 个平面均狭窄

9. 某孕妇中骨盆及出口平面明显狭窄，坐骨棘间径、坐骨结节间径缩短，其耻骨弓角度＜90°，其为
   A. 均小骨盆
   B. 漏斗骨盆
   C. 单纯扁平骨盆
   D. 佝偻病性扁平骨盆
   E. 横径狭窄骨盆

10. 某待产妇骨盆入口平面狭窄，但无头盆不称，宫缩好，决定试产。正确的护理措施是
    A. 监测胎心音
    B. 破膜后 15min 听胎心音
    C. 若胎头未衔接，破膜后应抬高床头
    D. 人工破膜后 6h，胎头仍未入盆，则应及时通知医生
    E. 出现胎儿窘迫给予吸氧，继续严密观察产程

11. 某待产妇在分娩过程中出现持续性枕后位，其临床表现是
    A. 呈悬垂腹
    B. 常感肋下有圆而硬的胎头
    C. 子宫口尚未开全，自觉肛门坠胀及排便感
    D. 出现病理性子宫缩复环
    E. 发生子宫破裂

12. 某初产妇，孕 39^{+6} 周，助产人员为

其检查头盆是否相称，下列叙述正确的是

A. 如胎头高于耻骨联合平面，表示明显头盆不称，称跨耻征阴性

B. 如胎头低于耻骨联合平面，表示胎头可以入盆，头盆相称，称为跨耻征阳性

C. 如胎头高于耻骨联合平面，表示胎头可以进入中骨盆，称跨耻征阴性

D. 如胎头与耻骨联合在同一平面，为可疑头盆不称，称跨耻征可疑阴性

E. 如胎头与耻骨联合在同一平面，为可疑头盆不称，称跨耻征可疑阳性

【A₃/A₄ 型题】

（1～2 题共用题干）

王某，31 岁，初产妇，已临产，当日下午 4 时子宫口开大 6cm，现下午 6：30，子宫口开大仍为 6cm。宫缩间隔 6min，持续 20～30s，宫缩节律性、对称性和极性均正常。

1. 判断该待产妇为
   A. 潜伏期延长
   B. 活跃期延长
   C. 活跃期停滞
   D. 第二产程延长
   E. 滞产

2. 正确的处理措施是给予
   A. 吗啡
   B. 地西泮
   C. 哌替啶
   D. 缩宫素
   E. 硫酸镁

（3～4 题共用题干）

某初产妇，26 岁，为其测量骨盆发现：骨盆外形属女性骨盆，但骨盆入口平面、中骨盆及骨盆出口平面均狭窄，各个平面的径线均小于正常值 2cm。

3. 此孕妇骨盆属于
   A. 均小骨盆
   B. 漏斗骨盆
   C. 单纯扁平骨盆
   D. 横径狭窄骨盆
   E. 佝偻病性扁平骨盆

4. 进一步检查发现，胎位为左枕前位，宫缩好，跨耻征阴性，且估计胎儿不大，决定试产。正确的护理措施是
   A. 破膜后应尽早行剖宫产术
   B. 破膜后即听胎心音，观察羊水的性质
   C. 出现胎儿窘迫时用胎儿电子监护仪监测
   D. 给予缩宫素 5U，加入 5％葡萄糖液 500ml 静脉滴注
   E. 给予 25％硫酸镁 20ml，加入 25％葡萄糖液 20ml 缓慢静脉推注

三、简答题

1. 简述使用缩宫素静脉滴注的护理要点。
2. 简述检查头盆是否相称的要点。

参考答案与解析

一、名词解释

1. 异常分娩：影响分娩的主要因素为产力、产道、胎儿及精神心理因素，任何一个或

一个以上的因素发生异常以及各因素之间不能协调而使分娩受阻，称为异常分娩，又称难产。

2. 潜伏期延长：潜伏期超过 16h 为潜伏期延长。

3. 第二产程延长：第二产程初产妇超过 2h、经产妇超过 1h，胎儿尚未娩出者，为第二产程延长。

4. 滞产：总产程超过 24h 者，为滞产。

5. 急产：总产程不超过 3h，为急产。

6. 均小骨盆：骨盆外形属女性骨盆，但骨盆入口平面、中骨盆及骨盆出口平面均狭窄，各个平面的径线均小于正常值 2cm 或更多，称均小骨盆。

7. 巨大胎儿：胎儿体重达到或超过 4000g 者，称巨大胎儿。

8. 持续性枕后位：在分娩过程中，胎头枕骨持续不能转向前方，直至分娩后期仍位于母体骨盆后方，致使分娩发生困难者，称为持续性枕后位。

二、选择题

A_1 型题

1. D　　2. A　　3. D　　4. E

A_2 型题

1. A　　2. C　　3. B　　4. B　　5. A　　6. E　　7. D　　8. A　　9. B
10. A　　11. C　　12. E

A_3/A_4 型题

1. C　　2. D　　3. A　　4. B

【解析】

A_1 型题

1. 协调性宫缩乏力（低张性宫缩乏力）的特点是宫缩有节律性、极性和对称性，但收缩力弱，持续时间短而间歇时间长，子宫腔压力小。不协调性宫缩乏力（高张性宫缩乏力）的特点是子宫收缩的极性倒置，子宫收缩的兴奋点来自子宫下段的一处或多处，节律不协调；子宫腔压力高，宫缩时子宫底部不强，而是子宫下段强。

2. 协调性子宫收缩过强的特点是子宫收缩的节律性、对称性和极性均正常，仅子宫收缩力过强、过频（10min 内有 5 次或以上宫缩且持续达 60s 或更长），若无头盆不称及胎位异常，往往产程进展很快，子宫颈口在短时间内迅速开全，分娩在短时间内结束，造成急产。

3. 骨盆入口平面狭窄指骨盆入口呈横扁圆形或横的肾形，骶耻外径≤18cm，骨盆入口前后径≤10cm，对角径≤11.5cm。坐骨棘间径、坐骨结节间径评估的是中骨盆及出口平面。

4. 第二产程初产妇超过 2h、经产妇超过 1h，胎儿尚未娩出者，为第二产程延长。

A_2 型题

1. 低张性宫缩乏力为协调性宫缩乏力，此种宫缩乏力多属继发性宫缩乏力，临产早期宫缩正常，多见于子宫颈扩张活跃期，对胎儿影响不大。高张性宫缩乏力为不协调性宫缩乏力，产妇自觉持续腹痛、拒按、烦躁不安，出现肠胀气、尿潴留等；胎儿胎盘循环障碍，出现胎儿窘迫。

2. 潜伏期超过 16h 为潜伏期延长；活跃期超过 8h 为活跃期延长；活跃期子宫口扩张停止 2h 以上为活跃期停滞；第二产程初产妇超过 2h、经产妇超过 1h，胎儿尚未娩出者，为第二产程延长；总产程超过 24h 者，为滞产。该待产妇潜伏期为 7h，活跃期为 9h，尚未进入第二产程，也不能计算总产程时间。

3. 对于不协调性宫缩乏力，首先调节宫缩，使其恢复节律性、对称性及极性。按医嘱给予适量的强镇静剂如哌替啶 100mg 肌内注射，也可静脉推注地西泮，使产妇充分休息，醒后多能恢复。协调性宫缩未恢复前，禁用缩宫素。如不协调性宫缩未能得到纠正，又伴有胎儿窘迫或伴头盆不称，均应行剖宫产术。若宫缩恢复为协调性，但宫缩仍不强，可按协调性宫缩乏力的方法加强宫缩。

4. 该待产妇处于第一产程，出现协调性子宫收缩乏力，应补充营养，鼓励孕妇多进易消化、高热量饮食，对入量不足者，遵医嘱静脉补液，同时鼓励待产妇饮水，保证每天液体摄入量不少于 2500ml；缩宫素静脉滴注，一般不超过 40 滴/分；初产妇子宫口开大不足 3cm、胎膜未破者，必要时给予温肥皂水灌肠；子宫口扩张≥3cm，无头盆不称，胎头已衔接，无脐带先露，可进行人工破膜。该待产妇胎头高浮，未衔接，不可进行人工破膜。

5. 在使用缩宫素静脉滴注时，必须专人监护；使用缩宫素静脉滴注应除外头盆不称、胎位异常、前置胎盘、胎儿窘迫和有子宫或子宫颈手术史者；每隔 15min 记录一次血压、脉搏、子宫收缩和胎心情况。如子宫收缩不强，可逐渐加快滴速，一般不超过 40 滴/分。

6. 协调性子宫收缩过强的特点是子宫收缩的节律性、对称性和极性均正常，仅子宫收缩力过强、过频（10min 内有 5 次或以上宫缩且持续达 60s 或更长）。

7. 宫缩过强时按医嘱给予宫缩抑制剂，如 25％硫酸镁 20ml 加入 25％葡萄糖液 20ml 缓慢静脉推注，推注时间应不少于 5min，或肾上腺素 1mg 加入 5％葡萄糖液 250ml 内静脉滴注。

8. 单纯扁平骨盆的特点是骨盆入口呈横扁圆形，骨盆入口平面狭窄。

9. 漏斗骨盆的特点是两侧骨盆壁向内倾斜，状似漏斗。中骨盆及出口平面明显狭窄，坐骨棘间径、坐骨结节间径缩短，其耻骨弓角度＜90°。

10. 试产时应专人护理；监测胎心音；人工破膜宜慎重，破膜后即听胎心音，并注意观察羊水的性质；若胎头未衔接，破膜后应抬高床尾。注意观察胎先露部下降及子宫口扩张情况。确定试产者，如人工破膜后 2h 胎头仍未入盆，或出现胎儿窘迫，则应及时通知医生。

11. 枕后位者，产妇自觉肛门坠胀及排便感，使子宫口尚未开全就过早使用腹压。

12. 检查头盆是否相称，如胎头低于耻骨联合平面，表示胎头可以入盆，头盆相称，称为跨耻征阴性；如胎头与耻骨联合在同一平面，为可疑头盆不称，称跨耻征可疑阳性；如胎头高于耻骨联合平面，表示明显头盆不称，称跨耻征阳性。

A₃/A₄ 型题

1. 潜伏期超过 16h 为潜伏期延长；活跃期超过 8h 为活跃期延长；活跃期子宫口扩张停止 2h 以上为活跃期停滞；第二产程初产妇超过 2h、经产妇超过 1h，胎儿尚未娩出者，为第二产程延长；总产程超过 24h 者，为滞产。

2. 该待产妇出现协调性子宫收缩。缩宫素可加强子宫收缩。哌替啶、吗啡、地西泮是镇静剂。硫酸镁属于宫缩抑制剂。

3. 骨盆外形属女性骨盆，但骨盆入口平面、中骨盆及骨盆出口平面均狭窄，各个平面的径线均小于正常值 2cm 或更多，称均小骨盆。

4. 确定试产者，如人工破膜后 2h 胎头仍未入盆，或出现胎儿窘迫，则应及时通知医生；破膜后即听胎心音，并注意观察羊水的性质；给予缩宫素是处理子宫收缩乏力的方法；给予硫酸镁是处理子宫收缩过强的方法。

三、简答题

1. 先用 5％葡萄糖液 500ml 静脉滴注，调节滴速为 8～10 滴/分，然后加入缩宫素 2.5～5U，摇匀，每隔 15min 记录一次血压、脉搏、子宫收缩和胎心情况。如子宫收缩不强，可逐渐加快滴速，一般不超过 40 滴/分，以使子宫收缩达到持续 40～60s，间隔 2～4min 为好。在使用缩宫素静脉滴注时，必须专人监护，根据子宫收缩的持续、间隔时间及强度，随时调节剂量、浓度和滴速，避免因子宫收缩过强（持续时间超过 1min，间歇少于 2min）而发生胎儿窘迫或子宫破裂等严重并发症。

2. 嘱孕妇排空膀胱后仰卧，两腿伸直。检查者将手放在耻骨联合上方，将浮动的胎头向骨盆腔方向推压，如胎头低于耻骨联合平面，表示胎头可以入盆，头盆相称，称为跨耻征阴性；如胎头与耻骨联合在同一平面，为可疑头盆不称，称跨耻征可疑阳性；如胎头高于耻骨联合平面，表示明显头盆不称，称跨耻征阳性。

（陆　虹）

第九章　分娩期并发症妇女的护理

测 试 题

一、名词解释

1. 产后出血　　2. 晚期产后出血　　3. 先兆子宫破裂　　4. 子宫破裂

5. 羊水栓塞　　6. 病理性缩复环

二、选择题

【A₁ 型题】

1. 产后出血发生在产后 2h 内的比例为
   A. 100%
   B. 90%
   C. 80%
   D. 70%
   E. 60%

2. 最易引起脐带脱垂的是
   A. 脐带先露
   B. 枕左前
   C. 骶左前
   D. 枕后位
   E. 横位

3. 确诊破膜后，下述措施中不需立即完成的是
   A. 记录胎心率
   B. 记录破膜时间
   C. 观察羊水量和颜色
   D. 垫上消毒会阴垫
   E. 阴道检查

4. 有关胎膜早破的护理，下列不正确的是
   A. 立即听胎心并记录破膜时间
   B. 破膜超过 12h 尚未临产遵医嘱给予抗生素
   C. 卧床休息，抬高臀部
   D. 若头先露则不需观察脐带脱垂

情况
   E. 注意羊水的性状和颜色

5. 子宫收缩乏力性产后出血，首选的护理措施是
   A. 宫腔填纱布
   B. 观察出血量
   C. 按摩子宫，注射缩宫素
   D. 做好阴道手术准备
   E. 双手刺激耻骨联合上方，诱发宫缩

6. 在下列预防羊水栓塞的措施中，不正确的是
   A. 宫缩间歇时行人工破膜
   B. 伴有前置胎盘时应提高警惕
   C. 产程进展慢，有宫缩时行人工破膜
   D. 缩宫素静脉滴注浓度以 0.5% ～ 1% 为宜
   E. 宫缩过强时要抑制宫缩

7. 分娩期产妇一旦发生先兆子宫破裂，首选的措施是
   A. 抗休克，静脉输血输液
   B. 停止一切操作，抑制宫缩
   C. 阴道助产，尽快结束发娩
   D. 大量抗生素预防感染
   E. 做好手术准备

8. 下列哪种情况不是先兆子宫破裂的表现
   A. 子宫强直性收缩

65

B. 病理性缩复环

C. 呼吸急促、脉搏加快

D. 血尿

E. 血压下降

9. 产后出血最常见的原因是

A. 产后子宫收缩乏力

B. 胎盘残留

C. 产后子宫收缩过强

D. 凝血功能障碍

E. 胎盘嵌顿

10. 羊水栓塞患者的紧急处理是

A. 剖宫产

B. 输血、输液

C. 改善呼吸循环功能

D. 呋塞米和甘露醇

E. 大量抗生素

11. 有关产后出血的概念正确的是

A. 产后出血发生在产后 24h 以后

B. 产后出血发生在产后 12h 内

C. 多发生在产后 24h 内，出血量超过 300ml

D. 多发生在产后 24h 内，出血量超过 400ml

E. 产后出血发生在产后 24h 内，出血量超过 500ml

12. 有关子宫破裂患者的护理措施，下列不正确的是

A. 加强预防工作

B. 加强监测宫缩及胎心率

C. 一旦破裂紧急抢救

D. 提供心理支持

E. 必要时灌肠

13. 有关子宫破裂的说法，下述错误的是

A. 多数发生于分娩期

B. 少数发生于妊娠晚期

C. 经产妇发生率高于初产妇

D. 多数分为先兆子宫破裂和子宫破裂两个阶段

E. 初产妇发生率高于经产妇

14. 羊水栓塞第一个阶段休克一般发生于

A. 临产开始

B. 潜伏期开始

C. 活跃期开始

D. 第二产程末

E. 第一产程末、第二产程宫缩较强时

15. 关于羊水栓塞的常见病因，错误的是

A. 前置胎盘

B. 子宫颈裂伤

C. 子宫收缩乏力

D. 胎盘早剥

E. 胎膜早破

【A₂型题】

1. 初产妇，足月顺产，当胎儿娩出后，即阴道出血约 600ml，血液呈鲜红色，很快凝成血块，此时胎盘尚未娩出，出血原因的最大可能是

A. 宫缩乏力

B. 软产道损伤

C. 胎盘滞留

D. 胎盘残留

E. 凝血功能障碍

2. 产妇 27 岁，宫缩过强急产，胎儿娩出后产妇突然发生呼吸困难，出现循环衰竭、休克及昏迷，该产妇最大可能是

A. 休克

B. 子痫

C. 虚脱

D. 羊水栓塞

E. 心力衰竭

3. 郝女士，妊娠 34 周，胎膜早破入院，检查先露已入盆。护理措施中错误的是

A. 嘱绝对卧床休息

B. 加强监测宫缩及胎心率

C. 一旦破膜紧急抢救

D. 提供心理支持

E. 采取抗生素治疗

4. 初产妇，孕 40 周，产程进展 24h，子宫口开大 4cm，静脉滴注缩宫素 10U，宫缩持续不缓解，胎心率 160 次/分。耻上有压痛，腹部一环状凹陷，应考虑为
   A. 胎盘早剥
   B. 先兆子宫破裂
   C. 高张性宫缩乏力
   D. 宫缩过强
   E. 痉挛性子宫收缩

5. 某女士，妊娠足月。被告知胎儿窘迫，下列不正确的护理措施是
   A. 立即吸氧，左侧卧位
   B. 纠正酸中毒
   C. 监护胎心
   D. 静脉滴注缩宫素，加速产程
   E. 静脉注射 10％葡萄糖液、维生素、地塞米松

6. 某女士，阴道自然分娩。胎儿娩出后，即大量阴道出血，下列正确的措施是
   A. 立即设法使胎盘娩出，并注射宫缩剂
   B. 立即检查阴道有无软产道损伤
   C. 抽血交叉备血
   D. 检查凝血功能
   E. 立即静脉输入葡萄糖液

7. 张女士，足月分娩，胎盘娩出后，阴道出血量达 500ml 以上，经诊断为宫缩乏力引起的产后出血，出血仍继续，为此患者提供的应急处理措施应除外
   A. 先通知医生并在医生指导下处理
   B. 立即按摩子宫
   C. 压出宫腔内积血
   D. 输液，做好输血准备
   E. 注射宫缩剂

8. 某产妇，胎盘娩出后，持续阴道出血，检查胎盘完整，子宫软，轮廓不清。首选的措施是
   A. 按摩子宫，止住出血
   B. 按摩子宫，同时肌内注射缩宫素
   C. 监测生命体征，注意观察尿量
   D. 宫腔检查
   E. 阴道内填塞纱条止血

9. 某初产妇，孕 39 周，阵发性腹痛 5h。产科门诊检查：宫缩持续的时间为 40s，间歇 3min，子宫口开大 4cm，前羊水囊膨出。你认为目前最恰当的处理是
   A. 立即注射镇静剂抑制宫缩
   B. 立即收住院待产
   C. 立即行清洁灌肠后收住院
   D. 立即用电子监护仪监测胎心
   E. 立即行人工破膜

10. 患者 34 岁，妊娠足月临产，滞产，胎儿、胎盘娩出后，出现间歇性阴道出血，量较多。检查子宫体柔软。其出血原因最大可能是
    A. 软产道损伤
    B. 胎盘剥离不全
    C. 子宫收缩乏力
    D. 凝血功能障碍
    E. 子宫破裂

11. 初产妇，26 岁，G3P0，孕 41 周，因臀位行臀牵引术，胎儿娩出后 10min 突发阴道多量出血，约为 400ml，检查血压 100/60mmHg，脉搏 100 次/分，子宫底平脐，此时最适宜的处理是
    A. 静脉滴注催产素
    B. 检查软产道有无损伤
    C. 行人工剥离胎盘
    D. 按摩子宫
    E. 纱布填塞子宫腔

12. 初产妇，26 岁，G1P0，孕 29 周，胎动、胎心消失 1 周入院，经人工破膜及催产素滴注娩出一死婴，即开始不断地阴道出血，经人工剥离

胎盘及使用宫缩剂后仍无效果，出血不止，无凝血块，此例产后出血的原因可能是

A. 产后宫缩乏力

B. 软产道损伤

C. 子宫破裂

D. 子宫腔内感染

E. 凝血功能障碍

13. 产妇，32 岁，G3P1，孕 40 周，人工流产 2 次，产程进展顺利，胎儿娩出后已达 30min，胎盘未娩出，亦无剥离现象，阴道无出血，最可能的原因是

A. 胎盘剥离不全

B. 胎盘剥离后滞留

C. 胎盘嵌顿

D. 胎盘完全植入

E. 胎盘部分性粘连

14. 初产妇，26 岁，G1P0，孕 41 周，子宫口开大 4～5cm 时，胎心率 110 次/分，胎儿电子监测示"晚期减速"，胎儿头皮血 pH 为 7.16，最恰当的处理是

A. 面罩吸氧提高胎儿血氧浓度

B. 产妇左侧卧位，观察产程，等待自然分娩

C. 静脉滴注催产素加速产程

D. 立即行剖宫产

E. 待子宫口开全，阴道助产缩短第二产程

15. 第一胎孕 41 周，头浮，试产 4h，宫缩 50s/2～3min，胎心率 132 次/分，突然阴道多量流水，清亮，胎头仍高浮，胎心率 90 次/分，考虑可能为

A. 脐带过短

B. 脐带脱垂

C. 胎头受压

D. 脐带绕颈

E. 胎盘功能减退

16. 24 岁初产妇临产，产程进展顺利，子宫口开全半小时，胎头已拨露，LOA，胎儿电子监测示"晚期减速"，此时应采取的最适宜的护理措施是

A. 立即行剖宫产术结束分娩

B. 产钳助产

C. 静脉滴注催产素加速分娩

D. 继续观察胎心图像变化

E. 等待阴道自然分娩

【A₃/A₄ 型题】

(1～2 题共用题干)

某初产妇，妊娠 36 周，2 天来阴道持续流液，阴道检查触不到前羊水囊，液体不断从宫内流出，临床诊断为胎膜早破。

1. 此孕妇不可能出现的并发症是

A. 胎儿窘迫

B. 早产

C. 流产

D. 子宫腔感染

E. 脐带脱垂

2. 下列哪一项不能预防该孕妇胎膜早破的发生

A. 妊娠最后 2 个月禁止性生活

B. 加强产前检查

C. 孕期活动适度

D. 及时纠正异常胎位

E. 胎位异常时应休息，不予灌肠

(3～5 题共用题干)

初产妇，26 岁。孕足月出现规律宫缩，1h 后来院。由于宫缩过强，立即将产妇放在产床上，未来得及消毒及保护会阴，胎儿急速娩出，正处理婴儿时，见阴道有较多血流出。腹部检查：子宫收缩良好。

3. 本病例出血原因可能是

A. 会阴、阴道裂伤

B. 尿道、膀胱损伤

C. 子宫收缩乏力

D. 子宫破裂

E. 凝血功能障碍

4. 采取以下措施可以预防产后出血，但除外
   A. 胎儿娩出后肌内注射缩宫素
   B. 胎肩娩出后，立即肌内注射缩宫素
   C. 胎儿娩出后，立即徒手取出胎盘
   D. 注意保护会阴
   E. 胎头娩出后，即注射缩宫素，加强宫缩

5. 此产妇于胎盘娩出后，持续阴道出血，检查发现胎盘不完整，首要的措施是
   A. 按摩子宫，止住出血
   B. 按摩子宫，同时肌内注射缩宫素
   C. 监测生命体征，注意观察尿量
   D. 子宫腔探查
   E. 阴道内填塞纱布止血

（6～8 题共用题干）

初产妇，因第二产程延长，胎吸分娩，胎儿体重 4000g，胎儿娩出后阴道持续出血，色鲜红，有凝血块。

6. 此时阴道出血，最有可能的原因是
   A. 产后宫缩乏力
   B. 软产道裂伤
   C. 胎盘剥离不全
   D. 凝血功能障碍
   E. 子宫破裂

7. 最适宜的处理是
   A. 注射麦角新碱
   B. 注射催产素
   C. 配血，输血
   D. 开放静脉，手取胎盘
   E. 仔细检查子宫颈、阴道，有裂伤立即缝合

8. 产后 1h，再次出血，BP 70/30mmHg，面色苍白，出冷汗，子宫轮廓不清，此时出血原因可能是
   A. 胎盘剥离不全
   B. 胎盘残留
   C. 子宫收缩乏力
   D. 凝血功能障碍
   E. 软产道裂伤

（9～11 题共用题干）

初产妇，24 岁，G1P0，孕 40 周，破膜 24h，有规律宫缩 20h，胎儿手脱出阴道口来诊。检查：脐下病理性缩复环随宫缩上升，产妇腹痛拒按，烦躁不安，脉搏、呼吸快，胎心率 160 次/分。

9. 此时应首先考虑的诊断是
   A. 胎盘早剥
   B. 前置胎盘
   C. 先兆子宫破裂
   D. 不全性子宫破裂
   E. 完全性子宫破裂

10. 入院时助产士最先评估到的症状、体征是
    A. 产妇疼痛难忍，呼叫
    B. 可见阴道内多量鲜血流出
    C. 子宫轮廓不清，胎体可清楚扪及
    D. 肉眼血尿
    E. 脐下病理性缩复环随宫缩上升

11. 最佳处理方法是
    A. 立即给予镇静剂
    B. 乙醚麻醉下行内倒转术
    C. 抗休克治疗
    D. 立即行剖宫产术
    E. 立即消毒，将手送回阴道内

三、简答题

1. 简述导致产后出血的主要原因。
2. 简述子宫收缩乏力性产后出血的处理要点。

3. 列出晚期产后出血的评估要点。

4. 列出 5 条产后出血性休克的急救措施。

5. 简述先兆子宫破裂的临床表现及处理原则。

参考答案与解析

一、名词解释

1. 产后出血：胎儿娩出后 24h 内出血量超过 500ml 者。

2. 晚期产后出血：产妇分娩 24h 后，于产褥期内发生子宫大量出血，多于产后 1～2 周内发生。

3. 先兆子宫破裂：常见于发生梗阻性难产的产妇。在临产过程中，当子宫收缩加强、胎儿下降受阻时，产妇出现下腹部压痛、子宫病理性缩复环、胎心率改变及血尿等一组临床表现，如未采取有效措施则发生子宫破裂。

4. 子宫破裂：子宫体部或子宫下段于妊娠晚期或分娩期发生的破裂，是产科最严重的并发症之一。

5. 羊水栓塞：在分娩过程中羊水进入母体血液循环引起的急性肺栓塞、过敏性休克、弥散性血管内凝血、肾衰竭或猝死等一系列极严重的综合征。

6. 病理性缩复环：在临产过程中，当子宫收缩加强、胎先露下降受阻时，子宫体部肌肉收缩导致子宫上段增厚、变短，而下段肌肉逐渐变薄、变长，则子宫体部和子宫下段之间形成明显的环形凹陷，称为病理性缩复环。

二、选择题

A₁ 型题

1. C	2. A	3. D	4. D	5. C	6. C	7. B	8. E	9. A
10. C	11. E	12. E	13. E	14. E	15. C			

A₂ 型题

1. B	2. D	3. C	4. B	5. D	6. B	7. A	8. B	9. B
10. C	11. C	12. E	13. D	14. D	15. B	16. B		

A₃/A₄ 型题

1. C	2. D	3. A	4. C	5. D	6. B	7. E	8. C
9. C	10. E	11. D					

【解析】

A₁ 型题

2. 理解脐带先露的概念即可。

3. 破膜后如先露高浮，脐带易脱出，危及胎儿的生命，所以一旦破膜应立即听胎心，并观察羊水性状、颜色和流出量，记录破膜时间。如胎心不正常，则考虑是否为脐带脱垂，做阴道检查确诊。

4. 破膜后头先露高浮，脐带易脱出，危及胎儿的生命。

5. 按摩子宫、注射缩宫素可加强子宫收缩。

6. 有宫缩时宫腔压力增大，静脉血窦开放促使羊水进入母体血液循环，是导致羊水栓塞的原因之一。

7. 先兆子宫破裂的前提往往是宫缩强而频，所以一旦发生，首先应立即抑制宫缩，尽快行剖宫产术。如这时阴道助产则易发生子宫破裂。先兆子宫破裂表明子宫还没有破裂，所以不需要抗休克、静脉输血输液、大量抗生素预防感染。

8. 先兆子宫破裂是子宫即将破裂还没有发生破裂，所以血压是正常的。

9. 产后出血中 70%～80% 是子宫收缩乏力引起的。

10. 羊水进入母体血循环后引起严重的肺血管阻塞、肺动脉高压及过敏等，所以首先要改善呼吸循环功能，待病情好转后，迅速结束分娩。

12. 灌肠促进子宫收缩，加快子宫破裂进程。该并发症是产科严重的并发症，主要死于出血、感染及休克，治疗原则为立即行剖宫产手术，并对急症采取相应的护理措施。

13. 子宫破裂以经产妇为好发对象。

14. 宫缩较强时可将羊水成分经开放的血窦挤压入母体血液循环。

A₂ 型题

1. 胎儿娩出后，马上出现阴道出血，呈鲜红色，此时胎盘尚未剥离，可排除胎盘因素。应考虑软产道损伤。血排出后很快成凝血块，可排除凝血因素。

2. 宫缩过强急产胎膜破裂时，胎膜与子宫颈壁分离或子宫颈扩张引起子宫颈黏膜损伤时，静脉血窦开放，羊水进入母体血循环。是羊水栓塞发生的主要原因之一。

3. 早产早破膜存在母婴安全问题，动态监测即可发现病情变化并给予相应处理。

4. 了解先兆子宫破裂的诱因及临床表现即可做出正确的判断。

5. 胎儿窘迫的护理措施包括侧卧位、间断吸氧。严密监测胎心变化，一般每 15min 听 1 次胎心或进行胎心监护，注意胎心变化。为手术者作好术前准备，如子宫口开全、胎先露部已达坐骨棘平面以下 3cm 者，应尽快助产娩出胎儿，并作好新生儿抢救和复苏的准备。

6. 胎儿娩出后大量阴道出血多见于软产道损伤，故应优先查找。

7. 产后出血病情发展迅速，导致低血容量性休克，居孕产妇死因之首，应在争分夺秒积极处理的同时通知医生做好抢救。

8. 临床表现已说明是子宫收缩乏力性产后出血，首选的处理方法是按摩子宫，同时肌内注射缩宫素。

9. 临产妇住院后再进行相应的观察和处理。

10. 理解子宫收缩乏力性产后出血的常见原因不难做出判断。

11. 胎儿娩出后进入第三产程，因胎盘因素致阴道多量出血，约为 400ml，故行人工剥离胎盘。

12. 死亡的胎儿妊娠物在子宫腔内滞留过久，可发生严重的凝血功能障碍。

13. 胎儿娩出后阴道无出血，胎盘迟迟不能自娩已达 30min，可考虑植入性胎盘。

14. 晚期减速说明胎儿已出现不能耐受的缺氧表现，目前产妇处于第一产程，不能短时间结束自然分娩，需行剖宫产。

15. 临产宫缩过强，胎头高浮，羊水量大，破水时脐带顺羊水冲出。

16. 晚期减速说明胎儿已出现不能耐受的缺氧表现，目前产妇处于第二产程，产钳助产可尽快结束分娩。

A₃/A₄ 型题

1. 依据孕周正确判断妊娠期，满28周不足37周为早产。

2. 妊娠晚期做好孕期保健，注意饮食、休息和活动的合理性，不能人为地干预异常胎位。

3. 胎儿娩出过快，又未保护会阴，是导致软产道损伤的主要原因。

4. 手取出胎盘是有指征的，不作为预防产后出血的常规处理。

5. 由于胎盘不完整，很明显是胎盘因素导致的产后出血，原因明确后采取针对性子宫腔探查措施便可达到止血的目的。

6. 巨大儿、胎头吸引器手术助产易致软产道损伤，是导致产后出血的原因之一。

7. 原因明确后，采取针对性措施达到止血的目的。

8. 第二产程延长、巨大儿是引起子宫收缩乏力的原因，且出现子宫轮廓不清的体征更能说明产后出血原因。

9. 胎儿手脱出阴道口已能确诊为横位，禁阴道分娩。20h 的规律宫缩是先兆子宫破裂的体征及临床表现。

10. 横位先露下降受阻，入院体检体征已明确提示。

11. 立即行剖宫产术是终止妊娠的有效手段，避免先兆子宫破裂发展成子宫破裂而危及母婴生命。

三、简答题

1. 产后出血的主要原因有：

（1）子宫收缩乏力。①全身因素：产妇精神过度紧张，体力消耗过大，不当使用镇静剂、麻醉剂等。②局部因素：子宫过度膨胀，子宫肌纤维发育不良，子宫肌壁损伤，子宫肌水肿或渗血，子宫卒中。

（2）胎盘因素：胎盘滞留，胎盘粘连或植入，胎盘部分残留。

（3）软产道裂伤：外阴组织弹性差，急产、产力过强、巨大儿，阴道分娩助产操作不规范。

（4）凝血机制障碍：妊娠合并凝血功能障碍性疾病，妊娠并发症导致凝血功能障碍。

2. 子宫收缩乏力性产后出血的处理要点：①止血，可以通过使用宫缩剂、按摩子宫、宫腔内填塞纱布条或结扎血管等方法达到止血的目的。②纠正失血性休克。③防治感染。

3. 晚期产后出血的评估要点：①病史，既往有无出血性疾病史、难产史、血液病史、高血压病史、分娩情况等；②评估阴道出血量；③症状评估：产妇有无面色苍白、心慌、出冷汗、表情淡漠等；④评估生命体征；⑤实验室检查。

4. 产后出血性休克的急救措施：

（1）建立静脉通路，补充血容量。

（2）迅速查明出血原因，配合医生采取有效止血措施：①对宫缩乏力者立即按摩子宫并同时应用宫缩剂，以促进子宫收缩；②有软产道裂伤者，准确结扎血管、缝合伤口；③有胎盘胎膜残留者，立即施行手剥胎盘、刮宫等措施，以迅速止血。

（3）严密观察并详细记录患者的生命体征、意识状态、皮肤颜色及尿量。

（4）观察子宫收缩情况、有无压痛，准确记录阴道出血量。

（5）注意保暖，取适当体位；遵医嘱给予氧气吸入。

（6）按医嘱给予抗生素预防感染。

（7）完善各项化验。

5. 先兆子宫破裂的四大临床表现是子宫形成病理性缩复环、下腹部压痛、胎心率改变及血尿。产妇出现烦躁不安、疼痛难忍、下腹部拒按、呼吸急促、脉搏加快。由于胎先露部紧压膀胱使之充血，出现排尿困难，甚至形成血尿。

处理原则：立即采取有效措施抑制子宫收缩，如全麻或肌内注射哌替啶等，立即行剖宫产术，迅速结束分娩。

（邬燕平）

第十章　产后并发症母儿的护理

测 试 题

一、名词解释

1. 产褥感染　　2. 产褥病率　　3. 新生儿产伤

二、选择题

【A₁型题】

1. 导致产褥病率的主要原因是
   - A. 手术切口感染
   - B. 乳腺炎
   - C. 上呼吸道感染
   - D. 泌尿系统感染
   - E. 产褥感染

2. 下列关于产褥感染的说法，不正确的是
   - A. 一般在产后3～7天出现症状
   - B. 血栓性静脉炎（股白肿）多在产后1～2周出现症状
   - C. 股白肿是最常见的炎症反应
   - D. 急性子宫颈炎主要表现为局部伤口感染
   - E. 急性外阴炎主要表现为局部伤口感染

3. 产褥感染的概念是
   - A. 分娩时生殖道受病原体感染，引起局部和全身的炎性变化
   - B. 产褥期生殖道受病原体感染，引起局部和全身的炎性变化
   - C. 分娩时及产褥期生殖道受病原体感染，引起局部和全身的炎性变化
   - D. 分娩时及产褥期生殖道受病原体感染，引起局部炎性变化
   - E. 分娩时生殖道受病原体感染，引起全身的炎性变化

4. 关于产褥感染患者的护理，下述不正确的是
   - A. 产妇出院后严格消毒所用卧具和用具
   - B. 进行床边隔离
   - C. 对于高热患者，可物理降温
   - D. 产妇取平卧位
   - E. 产妇体温达39℃时，应暂停哺乳

5. 有关产褥病率的健康指导内容，正确的是
   - A. 保持外阴的清洁，均衡饮食
   - B. 加强高蛋白、高脂肪营养饮食
   - C. 注意休息，最好卧床
   - D. 乳房胀痛不用干预
   - E. 红色恶露持续时间长、有异味时可自行服用抗生素

6. 产褥感染最常见的原因是
   - A. 急性子宫内膜炎
   - B. 腹膜炎
   - C. 急性输卵管炎
   - D. 栓塞性静脉炎
   - E. 急性盆腔结缔组织炎

7. 有关产褥感染患者的护理措施不妥的是
   - A. 防止交叉感染，进行床边隔离
   - B. 产妇平卧，臀部抬高
   - C. 体温超过38℃者应停止哺乳

D. 保证营养摄入

E. 保持外阴清洁

8. 下列哪项不是产褥感染的原因

　　A. 产道本身存在细菌

　　B. 妊娠末期性交、盆浴

　　C. 医务人员的手、呼吸道以及各种
手术器械的接触

　　D. 缩宫素的使用

　　E. 产程延长及手术助产

9. 有关产褥期感染的处理原则，错误
的是

　　A. 选用有效的抗生素

　　B. 纠正全身一般情况

　　C. 半坐卧位以利引流

　　D. 禁用缩宫素，避免感染扩散

　　E. 胎盘残留者，应控制感染后清宫

10. 引起产褥感染的诱因不包括

　　A. 产程延长

　　B. 产道损伤

　　C. 早产

　　D. 手术分娩

　　E. 胎膜早破

【A₂ 型题】

1. 产妇张女士，产后 1 天，会阴切口处
疼痛剧烈并有肛门坠胀感，体温
37℃，需要首先解决的护理问题为

　　A. 疼痛

　　B. 体温过高

　　C. 睡眠障碍

　　D. 母乳喂养中断

　　E. 焦虑

2. 新生儿出生 2～3 天发现头颅血肿，
描述正确的是

　　A. 先露部长时间受压引起

　　B. 血肿多位于枕骨

　　C. 一般在出生时出现

　　D. 不越过颅缝

　　E. 患儿活动障碍

3. 产后会阴切口处疼痛剧烈或有肛门坠

胀感应考虑

　　A. 会阴部伤口血肿

　　B. 会阴部伤口水肿

　　C. 产后出血

　　D. 胎盘残留

　　E. 体位不妥

4. 某产妇，足月产后 3 天，出现下腹
痛，体温不高，恶露多，有臭味，子
宫底于脐上一指，子宫体软。考虑其
最可能的病因是

　　A. 子宫内膜炎

　　B. 子宫肌炎

　　C. 盆腔结缔组织炎

　　D. 急性输卵管炎

　　E. 腹膜炎

5. 产妇王女士，产后 2 周出现弛张热，
下腹疼痛并且压痛明显，下肢肿胀疼
痛、皮肤紧张发白。最可能的诊断是

　　A. 子宫肌炎

　　B. 血栓性静脉炎

　　C. 急性盆腔结缔组织炎

　　D. 急性盆腔腹膜炎

　　E. 产后关节炎

6. 某产妇，产后第 4 天，体温 38 ℃，
子宫体轻压痛，恶露量多且臭。最可
能的诊断是

　　A. 产后宫缩痛

　　B. 下肢血栓性静脉炎

　　C. 急性子宫内膜炎

　　D. 急性盆腔腹膜炎

　　E. 急性盆腔结缔组织炎

7. 某女士，产后第 3 天突然出现畏寒、
高热，体温 40 ℃，伴有恶心、呕吐，
下腹剧痛，压痛、反跳痛、腹肌紧张
感明显。最可能的诊断是

　　A. 子宫内膜炎

　　B. 下肢血栓性静脉炎

　　C. 急性盆腔结缔组织炎

　　D. 急性盆腔腹膜炎

　　E. 产后宫缩痛

8. 某产妇，产后第 6 天发热达 40 ℃，恶露多而浑浊，有臭味，子宫复旧不佳，有压痛。下述不正确的护理措施是

A. 半坐卧位

B. 床边隔离

C. 物理降温

D. 抗炎治疗

E. 坐浴 1～2 次/天

9. 某妇女，24 岁，G1P0，孕 39 周，胎膜早破 1 天临产入院，产程延长，产钳助产，产后出血 300ml，产后第 3 天高热，体温 39.3℃，子宫底平脐，左子宫旁压痛明显，恶露血性、混浊、有味，白细胞计数 23×10^9/L，中性粒细胞 0.9。下列处理不妥的是

A. 入院后臀下放置无菌垫，保持外阴清洁

B. 助产后仔细检查软产道

C. 为了解产程，多次行阴道检查

D. 预防产后出血

E. 产后使用广谱抗生素

【A₃/A₄ 型题】

（1～3 题共用题干）

某产妇，第一胎，产钳助产，产后第 4 天，产妇自述发热，下腹微痛。查：体温 38℃，双乳稍胀，无明显压痛，子宫底脐下 2 指，轻压痛，恶露多而浑浊，有臭味，无其他异常表现。

1. 首先考虑的疾病为

A. 急性子宫内膜炎

B. 产后宫缩痛

C. 乳腺炎

D. 急性盆腔结缔组织炎

E. 慢性盆腔炎

2. 在护理中，告知产妇最为恰当的卧位是

A. 俯卧位

B. 平卧位

C. 半坐卧位

D. 头低脚高位

E. 侧卧位

3. 在护理中，应采取的隔离措施是

A. 保护性隔离

B. 床边隔离

C. 呼吸道隔离

D. 严密隔离

E. 消化道隔离

（4～6 题共用题干）

刘女士，29 岁，G1P0，足月妊娠，自然分娩后第 3 天，体温 38.5℃，下腹部胀痛，排尿困难，有尿急、尿痛、尿烧灼感，中段尿培养细菌数 $\geqslant 10^5$/ml。

4. 此产妇最可能的诊断是

A. 肾盂肾炎

B. 膀胱炎

C. 急性阴道炎

D. 急性子宫内膜炎

E. 急性外阴炎

5. 对此产妇提出的护理诊断不包括

A. 排尿异常

B. 活动受限

C. 疼痛

D. 焦虑

E. 体温过高

6. 对此产妇实施护理，错误的是

A. 卧床休息

B. 常规留置尿管并保持通畅

C. 鼓励产妇每日多饮水，每日排尿不少于 2000ml

D. 选用有效抗生素

E. 鼓励产妇摄取营养丰富、易消化、少刺激的饮食

三、简答题

1. 简述产褥感染与产褥病率的区别。
2. 说明产褥感染的来源。
3. 列条说明产褥感染的主要症状及护理要点。

参考答案与解析

一、名词解释

1. 产褥感染：分娩时及产褥期内生殖道受病原体侵袭而引起局部和全身的炎性变化。

2. 产褥病率：分娩 24h 以后的 10 日内，每日用口表测量体温 4 次，间隔时间 4h，有 2 次达到或超过 38℃。

3. 新生儿产伤：是指分娩过程中因机械因素对胎儿或新生儿造成的损伤。临床上常见的产伤包括新生儿骨折、头颅血肿和周围神经损伤等。

二、选择题

A₁ 型题

1. E   2. C   3. C   4. D   5. A   6. A   7. B   8. D   9. D
10. C

A₂ 型题

1. A   2. D   3. A   4. A   5. B   6. C   7. D   8. E   9. C

A₃/A₄ 型题

1. A   2. C   3. B   4. B   5. B   6. B

【解析】

A₁ 型题

1. 主要弄清产褥感染和产褥病率二者的关系。

2. 最常见的炎症反应是子宫内膜炎、子宫肌炎。

4. 有会阴伤口者取健侧卧位；有子宫感染、盆腔炎或腹膜炎患者应取半坐卧位，有利于炎症局限或恶露排出。

5. 营养要均衡，适当运动可促进子宫收缩。

7. 平卧、臀部抬高不利于炎症局限及恶露排出。

9. 知晓缩宫素的药理作用，此药与感染不相干。

A₂ 型题

1. 会阴切口处疼痛可引起舒适的改变。

2. 头颅血肿是颅骨骨膜下血管破裂，血液积聚引起以颅骨边缘为界的囊性肿块，不越过骨缝，一般出生后 2~3 天出现。

3. 会阴部伤口血肿压迫直肠出现肛门坠胀感。

4. 子宫内膜炎是产褥感染的主要原因。

6. 临床表现明确，是由急性子宫内膜炎导致的产褥感染。

8. 炎症急性期坐浴可加重炎症扩散。

9. 多次行阴道检查、频繁有创操作增加感染机会。

A₃/A₄型题

1. 子宫轻压痛，恶露多而混浊、有臭味，是子宫内膜炎的体征。双乳稍胀，无明显压痛，乳腺炎可能性较小，首先考虑子宫内膜炎。

2. 子宫内膜炎最好取半坐卧位，利于炎症局限。

3. 床旁隔离避免交叉感染。

4. 依据临床表现及实验室检查结果提示膀胱炎。

5. 青年产妇除有泌尿系感染的体征外，无意识、躯体活动障碍。

6. 膀胱炎不是常规留置尿管的指征。

三、简答题

1. 产褥感染是指分娩时及产褥期内生殖道受病原体侵袭而引起局部和全身的炎性变化。

产褥病率是指分娩24h以后的10日内，每日用口表测量体温4次，间隔时间4h，有2次达到或超过38℃。常由产褥感染引起。

2. 产褥感染的来源有：

（1）内源性感染：正常孕妇生殖道或其他部位寄生的病原体，当出现感染诱因时可致病。

（2）外源性感染：外界的病原体侵入生殖道而引起的感染，常由被污染的衣物、用具、各种手术器械及产妇临产前性生活等途径侵入机体造成感染。

3. 产褥感染三大主要症状：发热、疼痛、异常恶露。护理要点：①监测生命体征，做好病情观察记录。②观察恶露的颜色、性质与气味，子宫复旧情况，腹部体征及会阴伤口情况。③体位：取半坐卧位促进恶露排出、炎症局限，防止感染扩散。④饮食：给予高蛋白、高热量、高维生素饮食；保证足够的液体摄入。⑤药物治疗：遵医嘱给抗生素，注意抗生素的使用间隔时间，维持有效血药浓度。⑥活动：卧床休息，为预防下肢静脉血栓的形成，鼓励患者在床上做下肢伸展活动。⑦预防感染：保持病室安静、空气清新，保持外阴清洁，勤换会阴垫，给予会阴冲洗，坚持无菌操作，减少肛门检查、阴道检查次数，保持床单位及衣物清洁，促进舒适。⑧对症处理：患者出现高热、疼痛、呕吐时按症状进行护理，解除或减轻患者的不适。⑨暂停母乳喂养。⑩心理护理。⑪出院健康指导：培养良好的卫生习惯，指导饮食、休息、用药、定时复查等自我康复保健护理。

（邬燕平）

第十一章 妇科病史及检查

测 试 题

一、名词解释

1. 双合诊　　2. 三合诊　　3. 直肠-腹部诊

二、选择题

【A₁ 型题】

1. 拟作宫颈刮片或阴道分泌物涂片细胞学检查时，可用的润滑剂是
   A. 液状石蜡
   B. 酒精
   C. 生理盐水
   D. 苯扎溴铵（新洁尔灭）溶液
   E. 肥皂水

2. 关于双合诊检查，下列错误的是
   A. 双合诊是盆腔检查最常用的方法
   B. 方法是一手入阴道，另一手按下腹部，双手配合进行
   C. 检查前须排空膀胱
   D. 正常情况下，均可摸到卵巢
   E. 正常输卵管不能扪及

3. 下述有关妇科检查准备和注意事项不妥的是
   A. 检查时应认真、仔细
   B. 防止交叉感染
   C. 男医生进行妇科检查，必须有女性医务人员在场
   D. 检查前应导尿
   E. 对未婚妇女仅作外阴视诊和直肠-腹部诊

【A₃/A₄ 型题】

（1~3 题共用题干）

李女士的月经周期可以被描述成 $13\frac{3\sim5}{29}$ 日，末次月经是在 2013 年 11 月 30 日。

1. 她的月经周期是
   A. 3~5 天
   B. 13 天
   C. 24~26 天
   D. 29 天
   E. 30 天

2. 她的初潮年龄是
   A. 3~5 岁
   B. 13 岁
   C. 24 岁
   D. 29 岁
   E. 30 岁

3. 她的经期是
   A. 1~2 天
   B. 2~3 天
   C. 3~5 天
   D. 5~6 天
   E. 6~7 天

三、简答题

1. 月经史的问诊包括哪些内容？
2. 三合诊的目的是什么？

参考答案与解析

一、名词解释

1. 双合诊：检查者一手的两指或一指放入阴道，另一手在腹部配合检查，称为双合诊。

2. 三合诊：即经腹部、阴道、直肠联合检查，是双合诊的补充检查。

3. 直肠-腹部诊：为检查者一手示指伸入直肠，另一手在腹部配合的检查，适用于未婚、阴道闭锁或其他原因不宜作阴道检查的患者。

二、选择题

A₁ 型题

1. C　　2. D　　3. D

A₃/A₄ 型题

1. D　　　2. B　　　3. C

【解析】

A₃/A₄ 型题

本试题考核有关采集病史后进行记录的格式及其含义。月经周期被描述成 $13\frac{3\sim5}{29}$ 日的李女士，说明她的月经初潮年龄是 13 岁，她的月经周期是 29 天，经期 3～5 天。

三、简答题

1. 月经史包括初潮年龄、周期及持续时间，每次经量多少（可问每次经期用消毒卫生巾若干包，或每日更换月经垫若干次），有无血块，经前有无不适（乳房胀痛、水肿、经前抑郁、易激动等），有无痛经及疼痛部位、性质、程度、起始和消失时间；常规询问末次月经时间及其经量和持续时间，必要时还应问末次前月经时间、绝经年龄、绝经期有无不适或绝经后有无流血。

2. 三合诊的目的在于弥补双合诊的不足，通过三合诊能扪清后倾或后屈子宫的大小，检查盆腔后壁的情况，以及扪诊阴道直肠膈、骶骨前方及直肠内有无病变等。

（朱　秀）

第十二章 女性生殖系统炎症患者的护理

测 试 题

一、名词解释

1. 阴道自净作用 2. 盆腔炎性疾病 3. 性传播疾病 4. 前庭大腺脓肿

二、选择题

【A₁型题】

1. 阴道内稀薄脓性、黄绿色、泡沫状、有臭味的分泌物增多常见于
   - A. 萎缩性阴道炎
   - B. 外阴阴道假丝酵母菌病
   - C. 滴虫阴道炎
   - D. 子宫颈炎
   - E. 外阴炎

2. 阴道内白色稠厚呈凝乳状或豆渣样分泌物增多见于
   - A. 萎缩性阴道炎
   - B. 外阴阴道假丝酵母菌病
   - C. 滴虫阴道炎
   - D. 子宫颈炎
   - E. 外阴炎

3. 假丝酵母菌对下列各项有抵抗力，但应除外
   - A. 干燥
   - B. 紫外线
   - C. 化学制剂
   - D. 热
   - E. 日光

4. 慢性子宫颈炎的主要症状为
   - A. 白带增多
   - B. 外阴瘙痒
   - C. 外阴疼痛
   - D. 外阴灼热感
   - E. 外阴湿疹

5. 淋病双球菌对下列哪项具有抵抗力
   - A. 潮湿
   - B. 高温
   - C. 肥皂
   - D. 消毒剂
   - E. 干燥

6. 在滴虫阴道炎的预防中，不正确的是
   - A. 消灭传染源，及时发现和治疗患者
   - B. 医疗单位注意消毒隔离，防止交叉感染
   - C. 应注意合理使用抗生素和雌激素
   - D. 被褥、内裤等要勤换，用开水烫或煮沸
   - E. 改善公共卫生设施，切断传染途径

7. 关于外阴阴道假丝酵母菌病的高发因素，应除外
   - A. 糖尿病
   - B. 长期使用抗生素
   - C. 长期口服避孕药
   - D. 月经
   - E. 妊娠

8. 淋病的好发部位应除外
   - A. 尿道旁腺
   - B. 前庭大腺
   - C. 子宫颈管
   - D. 盆底组织

E. 输卵管

9. 关于萎缩性阴道炎，下列不正确的是
A. 常见于绝经后的老年妇女
B. 阴道分泌物增多
C. 妇科检查可见阴道黏膜充血、表浅溃疡
D. 大剂量全身用雌激素治疗有效
E. 抑制细菌生长可用诺氟沙星局部治疗

10. 关于性传播疾病的健康教育，下列错误的是
A. 进行性知识教育
B. 被污染衣裤、生活用品要及时消毒
C. 症状消失表明治愈，不需随访
D. 避免不洁性交和混乱的性关系
E. 治疗期间严禁性交

11. 盆腔炎性疾病的高危因素不包括
A. 有多个性伴侣
B. 淋病奈瑟菌性子宫颈炎
C. 经期性交、阴道灌洗
D. 子宫腔内手术操作
E. 中老年妇女

12. 以下不属于性传播疾病的是
A. 梅毒
B. 淋病
C. 弓形虫病
D. 尖锐湿疣
E. 生殖道疱疹

13. 与滴虫阴道炎发病有直接关系的是
A. 阴道内 pH 改变
B. 阴道内温度
C. 阴道细胞内糖原合成增加
D. 阴道内湿度
E. 阴道内有滴虫寄生

14. 淋病最常见的传播方式是
A. 性交传播
B. 公共浴池
C. 坐式马桶
D. 衣物
E. 游泳池

15. 假丝酵母菌性阴道炎最主要的传播途径是
A. 性交直接传染
B. 妇科检查器械
C. 污染的衣物
D. 内源性传染
E. 坐式马桶

16. 引起梅毒的病原体为
A. 苍白密螺旋体
B. 梅毒病毒
C. 人类免疫缺陷病毒
D. 人乳头瘤病毒
E. 淋病奈瑟菌

17. 关于早期梅毒，下列说法不正确的是
A. 包括一期、二期梅毒
B. 病程在 2 年内
C. 先天梅毒 2 岁以内为早期梅毒
D. 可表现为硬下疳
E. 病程在 2 年以上

18. 为明确梅毒患者的诊断，主要选择的检查项目是
A. 病原体检查、血清学检查
B. B 型超声
C. 阴道镜
D. 宫腔镜
E. 腹腔镜

【A₂ 型题】

1. 25 岁女性，已婚，因患滴虫阴道炎治疗不当，经常反复发作，情绪烦躁。下列护理措施中错误的是
A. 介绍疾病的相关知识，减轻患者的烦躁
B. 治疗期间内裤及洗涤用物应煮沸消毒 5～10min
C. 常用甲硝唑口服治疗
D. 甲硝唑用药期间应适当饮酒配合治疗
E. 滴虫阴道炎再感染率很高，治疗后有症状者需进行随访

2. 58 岁妇女，绝经 9 年，现出现阴道分泌物增多及外阴瘙痒、灼热感。阴道分泌物稀薄，呈淡黄色。妇检：子宫萎缩，附件阴性。护士主要怀疑的疾病是

A. 萎缩性阴道炎

B. 子宫肌瘤

C. 子宫颈炎

D. 绝经期综合征

E. 卵巢浆液性囊腺瘤

3. 50 岁已婚妇女，白带多伴外阴瘙痒 2 周。查外阴皮肤有抓痕，检查见阴道后穹窿处有多量稀薄泡沫状分泌物，阴道黏膜有多处多个散在红色斑点。根据上述临床表现，初步诊断为

A. 假丝酵母菌阴道炎

B. 滴虫阴道炎

C. 细菌性阴道病

D. 萎缩性阴道炎

E. 慢性子宫颈炎

4. 杨某，33 岁。继发不孕 5 年，月经后第 4 天突起高热、寒战、下腹痛，右侧明显，血压 110/80mmHg，脉搏 120 次/分，体温 39℃，白细胞计数 $18×10^9$/L，中性粒细胞0.8，下腹轻压痛。妇查：子宫颈稍大，有压痛，双侧附件增厚、压痛。诊断为

A. 急性附件炎

B. 急性盆腔结缔组织炎

C. 急性盆腔腹膜炎

D. 急性子宫内膜炎

E. 输卵管卵巢脓肿

5. 姚女士，穿上新买来的内裤后出现外阴瘙痒、疼痛、灼热感，排便时加重，难于坚持工作，遂到医院就医。检查：外阴充血、肿胀，有抓痕。下列对姚女士的护理措施中不妥的是

A. 以去除病因及局部清洁治疗为主

B. 告知疾病预防的知识，减轻心理负担

C. 保持外阴清洁，急性期应卧床休息

D. 教会患者坐浴的方法，坐浴后涂抗生素软膏或紫草油

E. 用止痒药效果不明显可适当搔抓以减轻不适

6. 李某，26 岁妇女，新婚后第 5 天，外阴部疼痛、肿胀、灼热感，排尿痛，步行困难。妇科检查：左侧大阴唇后部皮肤红肿、发热，触到鹌鹑蛋大小的一个包块，压痛明显并可触及波动感。最可能的临床诊断是

A. 外阴炎

B. 阴道炎症

C. 前庭大腺脓肿

D. 外阴癌

E. 前庭大腺囊肿

7. 孙女士，28 岁，外阴瘙痒伴分泌物多。妇科检查：阴道黏膜散在红色斑点，阴道内多量脓性泡沫状分泌物，有臭味。对此患者进行检查时，不正确的操作是

A. 取分泌物前不能做双合诊

B. 取分泌物前先行阴道灌洗

C. 取分泌物行湿片法检查

D. 可疑患者多次湿片法阴性时做培养

E. 检查标本应注意保温

8. 张某，最近阴唇后联合、小阴唇内侧长出多个淡红色小丘疹，顶端尖锐，呈乳头状突起，诊断为尖锐湿疣，其丈夫长年在外担任采购工作。下列哪项不是尖锐湿疣的传染途径

A. 性接触

B. 淋病污染的衣服

C. 不洁卫生用具

D. 胃肠道

E. 产道

9. 尚某，女，30 岁，不洁性交后染上梅毒，检查见大小阴唇皮肤黏膜表浅溃

疡，溃疡边缘整齐、隆起，腹股沟淋巴结肿大。护士判断该病例属

A. 潜伏期

B. 一期梅毒

C. 二期梅毒

D. 三期梅毒

E. 先天梅毒

10. 段某，女，27 岁，与多个男性有过性关系，外阴瘙痒、阴道分泌物增多就诊。检查：阴道黏膜无充血的炎症表现，阴道分泌物为灰白色，稀薄，黏度低，有鱼腥臭味，线索细胞检查阳性，阴道 pH＜4.5。该患者诊断为细菌性阴道病。下列不妥的护理是

A. 遵医嘱以抗厌氧菌药物为主

B. 首选甲硝唑口服

C. 局部可用甲硝唑栓剂阴道涂抹

D. 出现恶心、呕吐等胃肠道反应的患者，应指导其在饭前服用甲硝唑

E. 治疗期间避免性交，用药期间应禁止饮酒

11. 26 岁女性，外阴瘙痒，白带增多 2天来诊，检查见阴道黏膜充血，分泌物呈黄绿色、泡沫状，最可能的诊断是

A. 萎缩性阴道炎

B. 外阴阴道假丝酵母菌病

C. 滴虫阴道炎

D. 淋菌性阴道炎

E. 外阴炎

12. 30 岁妇女，已婚，因肺部感染住院，长期应用抗生素，近 1 周外阴瘙痒，检查发现阴道黏膜发红，有白色膜状物，擦除后露出红色糜烂面，护士考虑可能是

A. 淋菌性阴道炎

B. 细菌性阴道病

C. 滴虫阴道炎

D. 假丝酵母菌性阴道炎

E. 萎缩性阴道炎

13. 夏某，34 岁，已婚，常规妇科检查见阴道内大量灰白色、均匀一致、稀薄白带，余无异常，询问病史，诉近日仅感白带增多，偶可闻及有鱼腥臭味，余无特殊。护士对患者讲解该疾病的知识，错误的是

A. 告知患者患了细菌性阴道病

B. 为阴道内正常菌群失调所致的一种混合感染

C. 实验室检查线索细胞阳性

D. 细菌性阴道病对妊娠没有不良影响

E. 口服药物首选甲硝唑

14. 某患者 27 岁，已怀孕 6 个月，外阴阴道假丝酵母菌感染，护士向患者讲解本病的知识，错误的是

A. 内裤、盆及毛巾用开水烫洗

B. 告知患者对有症状性伴侣应进行检查及治疗

C. 常与糖尿病并发，如有糖尿病应同时治疗

D. 一般患者以局部短疗程抗真菌药物为主

E. 妊娠期合并感染者局部及全身都不要轻易用药

【A₃/A₄ 型题】

(1～2 题共用题干)

李某，32 岁，月经期有过盆浴，现经量增多、经期延长、阴道分泌物增多、下腹痛，体温 39℃。诊断为盆腔炎性疾病。

1. 盆腔炎性疾病最常见的是

A. 输卵管卵巢炎

B. 子宫颈炎

C. 子宫内膜炎

D. 子宫肌炎

E. 盆腔腹膜炎

2. 针对李某的护理措施，错误的是

A. 取平卧位

B. 遵医嘱用有效抗生素消除病原体

C. 做好病情和用药反应的观察

D. 正确收集血及分泌物培养的标本

E. 做好床边消毒隔离

（3~5题共用题干）

张女士，人工流产术后出现下腹部明显压痛，白带增多，伴寒战、高热，体温39.8℃，阴道内可见脓性有臭味的分泌物，后穹窿饱满、触痛，子宫颈抬举痛。

3. 此患者最可能的诊断是

A. 不全流产

B. 子宫颈炎

C. 淋病

D. 盆腔炎性疾病

E. 盆腔炎性疾病后遗症

4. 下列哪种护理问题不成立

A. 体温过高

B. 焦虑

C. 失血

D. 疼痛

E. 活动无耐力

5. 护士不需采取的护理措施为

A. 遵医嘱给予高效抗生素

B. 进行物理降温

C. 配合医生切开排脓

D. 纠正水、电解质紊乱

E. 协助医师定期做妇科检查了解病情

（6~8题共用题干）

王女士，27岁，自诉发现外阴部赘生物1周。妇科检查：两小阴唇内侧有细密针尖样肉色丘疹，舟状窝处有一绿豆大菜花状赘生物，涂3%醋酸后呈白色毛刺状。

6. 根据以上印象，初步考虑为

A. 外阴尖锐湿疣

B. 外阴湿疹

C. 外阴癌

D. 外阴扁平湿疣

E. 淋病

7. 该病传播途径不包括

A. 经性交直接传播

B. 早年性交

C. 多个性伴侣

D. 有不洁性生活史

E. 消化道传播

8. 此患者最主要的护理措施不包括

A. 消除其就医的思想顾虑，提供精神心理支持

B. 强调急性期及时彻底治疗的重要性和必要性

C. 注意消毒隔离，避免交叉感染

D. 可用50%三氯醋酸等药物进行局部治疗

E. 大量广谱抗生素治疗

（9~11题共用题干）

刘女士，细菌性阴道病已有一段时间，几天来阴道分泌物增多，性交后出血等。分泌物呈黏液脓性，妇科检查见子宫颈充血、水肿，有黏液脓性分泌物从子宫颈管流出，临床诊断为急性子宫颈炎。

9. 对此患者最主要的护理措施是

A. 遵医嘱以抗生素治疗为主

B. 保持外阴清洁

C. 注意性卫生

D. 有生殖器炎症应及时治疗

E. 休息

10. 刘女士治疗几天后，症状有所减轻，便停止治疗跟随旅游团到外地去旅游，一段时间后刘女士总是感到腰骶部疼痛或下坠感，再到医院就诊，医师诊断为慢性子宫颈炎。其病理类型及临床表现不包括

A. 慢性子宫颈管黏膜炎

B. 子宫颈息肉

C. 子宫颈肥大

D. 血性白带或性交后出血

E. 子宫颈菜花状物

11. 医院医护人员要到乡村进行义诊，针对此类慢性子宫颈炎的患者，护士进行健康教育不包括的内容是

 A. 发现急性子宫颈炎应及时、彻底治疗，避免迁延为慢性子宫颈炎

 B. 提高妇女对预防子宫颈炎、子宫颈癌重要性的认识

 C. 告知患者治疗前宫颈刮片细胞学检查的必要性

 D. 育龄妇女应定期做体格检查

 E. 子宫颈息肉属良性疾病，不会恶变

三、简答题

1. 简述外阴阴道炎患者的健康教育主要内容。
2. 简述女性生殖器炎症的感染途径。
3. 试述急性盆腔炎的病理类型。
4. 试述滴虫阴道炎的病原体和传播方式。
5. 简述子宫颈炎患者接受物理治疗的注意事项。

参考答案与解析

一、名词解释

1. 阴道自净作用：阴道上皮细胞在雌激素的作用下增生变厚，使其抵御病原体入侵的能力增强。同时上皮细胞中含有丰富的糖原，在阴道正常微生物群尤其是乳杆菌的作用下，分解成乳酸，使阴道内的环境呈酸性，抑制其他病原体的生长，称为阴道自净作用。

2. 盆腔炎性疾病：是指女性上生殖道的一组感染性疾病，主要包括子宫内膜炎、输卵管炎、输卵管卵巢脓肿、盆腔腹膜炎。

3. 性传播疾病：是指以性行为或类似性行为为主要传播途径的一组传染病。

4. 前庭大腺脓肿：前庭大腺可因病原体（如葡萄球菌、淋病奈瑟菌或沙眼衣原体）感染而发生炎症，或形成脓肿。急性炎症发作时，病原体首先侵犯腺管，腺管开口因炎症肿胀或渗出物凝聚而阻塞，脓液不能外流、积存而形成脓肿，称前庭大腺脓肿。

二、选择题

A_1 型题

1. C	2. B	3. D	4. A	5. A	6. C	7. D	8. D	9. D
10. C	11. E	12. C	13. E	14. A	15. D	16. A	17. E	18. A

A_2 型题

1. D	2. A	3. B	4. B	5. E	6. C	7. B	8. D	9. B
10. D	11. C	12. D	13. D	14. E				

A_3/A_4 型题

1. A	2. A	3. D	4. C	5. E	6. A	7. E	8. E
9. A	10. E	11. E					

【解析】

A₂ 型题

1. 甲硝唑为治疗滴虫阴道炎的特效药,甲硝唑用药期间及停药 24h 内禁止饮酒。滴虫阴道炎治疗后无症状者不需随访,有症状者需进行随访。治疗期间内裤及洗涤用物应煮沸消毒 5～10min 以杀灭滴虫,便盆和外阴用盆应隔离,用后要消毒,避免交叉和重复感染。

2. 年龄 58 岁,阴道分泌物增多、稀薄、呈淡黄色及外阴瘙痒、灼热感、子宫萎缩均是萎缩性阴道炎的表现,附件阴性可排除卵巢浆液性囊腺瘤,该病例没有子宫肌瘤、子宫颈炎、绝经期综合征的症状、体征。

3. 白带多伴外阴瘙痒、后穹窿处有多量稀薄泡沫状分泌物、阴道黏膜有散在红色斑点是滴虫阴道炎的典型表现。

4. 患者月经后高热、寒战,下腹痛,体温升高,脉搏增快,中性粒细胞升高,均是炎症表现,子宫颈稍大、有压痛,双侧附件增厚、压痛是急性盆腔结缔组织炎的表现,患者继发不孕 5 年可能有盆腔炎性疾病后遗症,月经后抵抗力低时炎症急性发作。

5. 非特异性外阴炎患者外阴局部严禁搔抓。

6. 前庭大腺炎在性交、分娩等情况污染外阴部时易发生,外阴部疼痛、肿胀、灼热感、排尿痛,皮肤红肿、发热、有包块、压痛为局部急性炎症表现,大阴唇后部是前庭大腺所在位置。急性期多是脓肿,急性炎症消退后形成囊肿。

7. 此患者考虑诊断是滴虫阴道炎,确诊需取阴道分泌物做湿片法检查,取分泌物前行阴道灌洗不正确。取分泌物前 24～48h 避免性交、阴道灌洗或局部用药,分泌物取出后应及时送检并注意保温。

8. 尖锐湿疣传播途径主要为经性交直接传播,也可通过污染的物品间接传播。婴幼儿则可通过患病母亲的产道感染。胃肠道不是尖锐湿疣的传播途径。

9. 一期梅毒主要表现为硬下疳,常见表浅溃疡或糜烂面,溃疡边缘整齐、隆起,多见于大小阴唇、阴蒂和子宫颈等部位。之后 1～2 周可出现腹股沟淋巴结肿大。

10. 有胃肠道反应的患者,应在饭后服用甲硝唑。

11. 外阴瘙痒,白带增多,阴道黏膜充血,分泌物呈黄绿色、泡沫状,是滴虫阴道炎的症状、体征。

12. 长期应用广谱抗生素是外阴阴道假丝酵母菌病的诱因。外阴瘙痒、阴道黏膜发红、有白色膜状物是假丝酵母菌性阴道炎的典型表现。

13. 细菌性阴道病可造成胎膜早破、早产等不良妊娠结局,任何有症状的孕妇均需接受筛查及治疗。

14. 妊娠期合并外阴阴道假丝酵母菌感染者要积极治疗,以局部治疗为主,避免发生新生儿鹅口疮。

A₃/A₄ 型题

1. 盆腔炎性疾病可表现为急性子宫内膜炎及子宫肌炎、急性输卵管炎、输卵管积脓、输卵管卵巢脓肿、急性盆腔腹膜炎、急性盆腔结缔组织炎、败血症及脓血症、肝周围炎,最常见的是输卵管炎及输卵管卵巢炎。

2. 盆腔炎性疾病患者应取半坐卧位,以利于分泌物引流或使脓液积聚于直肠子宫陷凹而促使炎症局限。

3. 患者有高危因素（人工流产术），术后表现为下腹部疼痛、白带增多，伴寒战、高热等，属盆腔炎性疾病的症状和体征。

5. 尽量避免不必要的妇科检查，以免引起炎症扩散。

6. 外阴尖锐湿疣好发于阴唇后联合、小阴唇内侧、尿道口、阴道前庭。典型体征是初起为单个或多个淡红色小丘疹，顶端尖锐，呈乳头状突起，孤立、散在或呈簇状。

9. 遵医嘱抗生素治疗为最主要的护理措施。

11. 子宫颈息肉有恶变可能，应行摘除术并送病理检查。

三、简答题

1. 外阴阴道炎患者的健康教育主要内容：

（1）向患者及家属讲解常见生殖器官炎症的病因、诱发因素、预防措施。

（2）指导妇女穿棉制品内裤，以减少局部刺激。

（3）告知炎症期间避免去公共浴池、游泳池，浴盆、浴巾应煮沸消毒，并禁止性生活。

（4）耐心解释某些疾病夫妻双方同时接受治疗的必要性及坚持治疗的重要性。

（5）注意经期、孕期、分娩期及产褥期卫生。

（6）指导患者做到定期检查，及早发现异常并积极治疗。

2. 女性生殖器炎症的感染途径有：经生殖道黏膜上行蔓延、经血液循环传播、经淋巴系统蔓延、直接蔓延。

3. 盆腔炎性疾病的病理类型包括：急性子宫内膜炎及子宫肌炎，急性输卵管炎、输卵管积脓、输卵管卵巢脓肿，急性盆腔腹膜炎，急性盆腔结缔组织炎，败血症及脓血症，肝周围炎。

4. 滴虫阴道炎的病原体为阴道毛滴虫；经性交传播是主要的传播方式，可经公共浴池、浴盆、浴巾、游泳池、衣物、污染的器械及敷料等间接传播。

5. 子宫颈炎患者接受物理治疗的注意事项：

（1）接受物理治疗的患者，术前应常规做宫颈刮片细胞学检查，排除子宫颈癌。

（2）手术时间选在月经干净后 3～7 日内进行，有急性生殖道炎症者列为禁忌。

（3）物理治疗后患者有阴道大量水样排液，术后 1～2 周脱痂时可有少量出血，均属正常情况。

（4）勤换会阴垫，每日清洗外阴 2 次，保持外阴清洁干燥。在创面尚未完全愈合期间（4～8 周）禁盆浴、性生活及阴道冲洗。

（5）治疗 2 个月后于月经干净后 3～7 日到医院复查。

（庄臻丽）

第十三章 月经失调患者的护理

测 试 题

一、名词解释

1. 功能失调性子宫出血 2. 生理性闭经 3. 原发性闭经 4. 围绝经期
5. 围绝经期综合征

二、选择题

【A₁型题】

1. 指导无排卵型功血患者刮取内膜活检的时间是
   A. 月经干净后 3 天
   B. 月经第 6 天
   C. 月经第 5 天
   D. 月经来潮 12h 内
   E. 两次月经之间

2. 黄体萎缩不全患者的理想的取内膜活检的时间为
   A. 月经干净后 3 天
   B. 月经第 6 天
   C. 月经第 5 天
   D. 月经来潮 6h 内
   E. 两次月经之间

3. 下列为闭经患者提供的护理措施应除外
   A. 建立良好的护患关系，鼓励患者表达自己的情绪
   B. 向患者解释有关检查的意义，取得其合作
   C. 注意卧床休息，尽量避免到公共场所
   D. 指导合理用药
   E. 向患者讲述闭经的原因，澄清错误观念

4. 关于闭经的分类，应除外
   A. 子宫性闭经
   B. 卵巢性闭经
   C. 垂体性闭经
   D. 下丘脑性闭经
   E. 输卵管性闭经

5. 绝经期后妇女的临床表现应除外
   A. 生殖器官萎缩
   B. 阴道黏膜变薄
   C. 阴道分泌物增多
   D. 性功能减退
   E. 盆底肌肉松弛

6. 在下列描述的围绝经期功血妇女处理原则中，应除外
   A. 止血
   B. 调整月经周期
   C. 减少出血量
   D. 恢复卵巢功能
   E. 改善全身状况

7. 继发性闭经是指月经初潮后，因某种病理性原因停经在
   A. 6 个月以上
   B. 5 个月以上
   C. 4 个月以上
   D. 3 个月以上
   E. 2 个月以上

【A₂型题】

1. 张女士，23 岁，G0P0，因月经失调

需要采用性激素治疗，护士指导措施中正确的是

A. 遵医嘱按时按量用药，以维持血药浓度

B. 血止后应及时停药，以减少药物副作用

C. 用药期间减少饮水量，以维持血中药物浓度

D. 可以根据自己时间在方便时用药

E. 治疗期间效果不佳时可以加量

2. 某未婚女性，19岁，学生。因原发性闭经接受治疗，给予黄体酮未引起撤退性子宫出血，再经雌、孕激素序贯法也未引起子宫出血。本例闭经的部位首先考虑在

A. 子宫

B. 卵巢

C. 肾上腺

D. 垂体

E. 下丘脑

3. 小王被确诊为原发性闭经，思想包袱沉重，李护士为其提供的护理措施应除外

A. 向患者解释有关检查的意义，取得合作

B. 向患者讲解闭经的原因，澄清错误概念

C. 加强锻炼，增强体质，保持良好心态

D. 建立良好护患关系

E. 通过合理用药，可以恢复正常月经

4. 某护士长在社区进行健康教育讲座，在介绍有关围绝经期综合征患者的护理内容中，不包括

A. 提供心理护理

B. 提供饮食指导

C. 指导正确用药

D. 提供健康教育

E. 要求患者卧床休息

5. 王女士，51岁，自述近年月经周期不规则，行经2～3天干净，量较以前减少，自感阵发性潮热、出汗，偶有心悸、眩晕，妇科检查子宫稍小，其余正常。最可能的临床诊断是

A. 黄体功能不足

B. 排卵型功血

C. 围绝经期综合征

D. 神经衰弱

E. 黄体萎缩延迟

6. 某女士，29岁，因经期延长，常在点滴出血后才有正式的月经来潮，以后又常淋漓数日，被诊断为"功血"。你认为导致该患者症状的直接发病机制是

A. 黄体过早衰退

B. 黄体萎缩不全

C. 黄体发育不良

D. 无黄体形成

E. 无排卵

7. 小林，29岁，因月经失调就医，被诊断为"功能失调性子宫出血"。当时向门诊护士询问有关"功能失调性子宫出血"的概念，护士告诉她正确的是指

A. 生育年龄的异常子宫出血

B. 绝经后妇女的异常子宫出血

C. 生殖器无明显器质性病变的异常子宫出血

D. 伴有轻度子宫内膜非特异性炎症的子宫出血

E. 子宫内膜异位症引起的异常子宫出血

8. 某女士，31岁，孕3产1，流产后月经周期缩短，经期正常，血量不多，持续半年余。检查基础体温呈双相型，余无异常。最可能的临床诊断为

A. 无排卵型功血

B. 有排卵型功血

C. 子宫内膜不规则脱落

D. 黄体功能低下

E. 正常月经

9. 王女士，48 岁，月经紊乱 1 年，量时多时少，此次闭经 50 天后阴道持续出血半个月。妇科检查：阴道有多量血液，子宫正常大小，附件（一），血红蛋白 80g/L。为了止血，首选的方案是

A. 雌激素

B. 孕激素

C. 雌、孕激素序贯疗法

D. 诊断性刮宫

E. 子宫切除

10. 某学生，16 岁，月经周期 23～46 天，经期 7～15 天，量多。查：贫血貌，基础体温呈单相型，无内外生殖器官器质性疾病。下列治疗方案中合适的是

A. 诊断性刮宫

B. 子宫切除

C. 静脉用止血药

D. 雌、孕激素序贯疗法

E. 大剂量孕激素

11. 某妇女，48 岁，近 1 年多出现月经周期不规则，自感阵发性潮热、出汗，考虑为围绝经期综合征。在下列为其提供的护理措施中应除外

A. 使患者认识围绝经期是女性正常的生理阶段

B. 告诉患者减少户外活动以防骨折发生

C. 注意补充蛋白质和富含钙的食物，必要时补充钙剂

D. 按医嘱正确服用激素

E. 定期接受健康体检

【A₃/A₄ 型题】

（1～5 题共用病例）

韩某，16 岁，学生，14 岁初潮，月经周

期 26 天至 2 个月不等，经期 7～12 天。本次月经来潮已 20 天未净，量多，时有血块，伴头晕、乏力。检查未发现有器质性病变。

1. 考虑其最可能的临床诊断是

A. 无排卵型功血

B. 有排卵型功血

C. 月经紊乱

D. 月经过多

E. 黄体功能不良

2. 下列不宜考虑的护理措施是

A. 按医嘱给予性激素止血

B. 纠正贫血

C. 注意观察阴道流血量

D. 耐心解释病情和病因

E. 做好刮宫止血的术前准备

3. 在治疗方案中，首选的是

A. 止血药

B. 抗生素

C. 雌激素

D. 孕激素

E. 雄激素

4. 如确定应用大剂量雌激素止血，当血止后，雌激素可以

A. 立即停用

B. 每日减量 1 次，每次减量 1/3

C. 每 3 日减量 1 次，每次减量 1/2

D. 每 3 日减量 1 次，每次减量 1/3

E. 量不变，连用 20 日

5. 在为患者提供的护理措施中，应除外

A. 向患者介绍有关月经的生理卫生常识

B. 了解患者的疑虑，帮助患者澄清问题

C. 属于常见症状，无需住院治疗

D. 流血时间长者应使用抗生素

E. 做好会阴部护理，保持局部清洁

三、简答题

1. 列举 5 项功血患者的一般护理措施。

2. 列举 3 个功血患者可能的护理问题。

3. 简述使用性激素治疗功血时的注意事项。

参考答案与解析

一、名词解释

1. 功能失调性子宫出血：简称功血，是由于神经内分泌系统调控功能障碍所引起的异常性子宫出血，无全身或生殖器官的器质性病变，为妇科的常见病。

2. 生理性闭经：青春期前、妊娠期、哺乳期和绝经后的闭经，称为生理性闭经。

3. 原发性闭经：年龄超过 16 岁，第二性征已发育，或年龄超过 14 岁，第二性征尚未发育，且无月经来潮者称为原发性闭经。

4. 围绝经期：指从接近绝经出现与绝经有关的内分泌学、生物学和临床特征起至绝经 1 年内的期间。

5. 围绝经期综合征：部分妇女在绝经前后出现一系列因性激素减少所致的躯体及精神心理症状，称为围绝经期综合征。

二、选择题

A₁ 型题

1. D   2. C   3. C   4. E   5. C   6. D   7. A

A₂ 型题

1. A   2. A   3. E   4. E   5. C   6. B   7. C   8. D   9. D

10. D   11. B

A₃/A₄ 型题

1. A   2. E   3. C   4. D   5. C

【解析】

A₁ 型题

1. 通常于月经前 3～7 天或月经来潮 12h 内刮宫，经过病理检查可以确定排卵及黄体功能情况。不规则流血者可随时进行刮宫，并将刮出的内膜全部送病理检查，以明确诊断。未婚的患者一般不行诊刮，病情需要时，应经本人或家属知情同意。

2. 为确定是否为黄体萎缩不全所致子宫内膜不规则脱落者，则应在月经期第 5 日进行诊刮。

3. 鼓励患者选择健康的生活方式，加强锻炼，增强体质。同时为患者提供相关信息，促使其建立信心并积极配合诊疗过程。鼓励患者参加力所能及的社会活动，保持正常的社会交往，消除心理障碍。

5. 绝经后妇女，早期可出现阵发性潮热、出汗、情绪不稳定、易激动等症状；晚期则伴随生殖器官逐渐萎缩，阴道黏膜变薄，分泌物减少，出现性功能减退等生殖器官萎缩的症状。

6. 围绝经期功血者的处理以止血、调整月经周期、减少经量、防止子宫内膜病变为原则。同时注意去除发病的诱因，并改善患者的全身状况。

7. 以往曾建立正常月经，此后月经停止 6 个月，或按自身以往建立的月经周期计算停经 3 个周期以上者称为继发性闭经。

A₂ 型题

1. 患者应遵医嘱按时按量服用性激素，不得随意停服和漏服，以保持药物在血中的稳定浓度。

2. 如孕激素试验无撤药性出血（阴性反应），说明患者体内雌激素水平低下，对孕激素无反应，应进一步做雌、孕激素序贯试验。采用雌、孕激素序贯试验阴性反应者，可再重复试验一次，若两次试验均阴性，提示患者的子宫内膜功能异常，可诊断为子宫性闭经。

3. 闭经的原因比较复杂，需要根据患者具体情况选择相应的检查项目，判断闭经的类型。如果是子宫性闭经，例如子宫缺如、子宫发育不良等，经治疗也并非能及时得到理想效果。

4. 指导患者科学安排时间，积极参加力所能及的体力和脑力劳动。保持良好的生活习惯，坚持适度的体育锻炼，均有助于延缓老化的速度，缓解不适的症状。

5. 从患者的年龄、出现的症状特点，结合妇科检查情况，最可能是围绝经期综合征。

6. 该患者属于黄体萎缩不全，患者在月经周期中黄体发育良好，但黄体生存 14 天后萎缩过程延长，从而导致子宫内膜不能如期完整脱落，使患者出现主诉症状。

7. 功能失调性子宫出血，简称功血，是指由于生殖内分泌轴功能紊乱造成的异常子宫出血，而全身及内外生殖器官无明显器质性病变存在。

8. 根据题干的资料，患者基础体温呈双相型，提示有排卵。其中，黄体功能低下者，表现为月经周期正常或缩短、月经频发等。

9. 诊断性刮宫，简称诊刮，可以起到迅速止血和明确诊断的作用。通常于月经前 3~7 天或月经来潮 12h 内刮宫，经过病理检查可以确定排卵及黄体功能情况。为确定是否为黄体萎缩不全所致子宫内膜不规则脱落者，则应在月经期第 5 天进行诊刮。不规则流血者可随时进行刮宫，并将刮出的内膜全部送病理检查，以明确诊断。

10. 患者属于青春期少女常见的无排卵型功血，以止血、调整月经周期、促进排卵为处理原则。所以该患者宜采用雌、孕激素序贯疗法。

11. 指导患者积极参加力所能及的体力和脑力劳动。保持良好的生活习惯，坚持适度的体育锻炼，均有助于延缓老化的速度，缓解不适的症状。同时，积极参与普查，防治围绝经期妇女常见病、多发病，特别警惕女性生殖道和乳腺肿瘤。

A₃/A₄ 型题

1. 患者是青春期少女，临床表现符合无排卵型功能失调性子宫出血的特点。

2. 诊刮术可以起到迅速止血和明确诊断的作用。但未婚的患者一般不行诊断性刮宫，病情需要时，应经本人或家属知情同意。

3. 大量雌激素可以促使子宫内膜迅速生长，及时修复创面，达到迅速止血的作用。青春期患者在治疗"功血"时，不选择雄激素。

4. 指导患者遵医嘱按时按量服用性激素，不得随意停服和漏服，以保持药物在血中的稳定浓度。用药治疗血止后，必须遵医嘱按规定进行药物减量，通常每 3 天减量一次，每次减量不得超过原剂量的1/3，直至维持量。

5.出血量较多或院外治疗效果不佳者，宜收住院治疗。观察并记录住院患者的生命体征、出入量，嘱患者保留出血期间使用的会阴垫及内裤，以便准确估计出血量。

三、简答题

1.①卧床休息，保证充足的睡眠，防止体力消耗，减少出血量。②鼓励患者多进食营养丰富、含铁量高的食物，根据患者的饮食习惯，协助制订饮食计划或食谱。③加强会阴部护理，保持局部清洁。④检查及手术操作过程应严格遵守无菌操作规程；严密观察与感染有关的征象。⑤禁止盆浴，可淋浴或擦浴；告诫患者禁止性生活。⑥按医嘱准确用药，在口服抗生素与激素类药物出现副作用时，应及时与医师联系。（任选5项）

2.①营养失调：低于机体需要量　与贫血、激素类药物对胃肠道刺激有关。②有感染的危险　与长期阴道流血致上行感染及贫血致机体抵抗力下降有关。③焦虑　与长期或大量出血而担心预后有关。④体液不足　与出血量过多有关。（任选3个）

3.应遵医嘱使用性激素，注意：①按时按量服用性激素，保持药物在血中的稳定浓度，不得随意停服和漏服。②药物减量必须按规定在血止后才能开始，每3天减量一次，每次减量不得超过原剂量的1/3，直至维持量。③维持量服用时间，通常按停药后发生撤退性出血的时间，与患者上一次行经时间相应考虑。④指导患者在治疗期间如出现不规则阴道流血，应及时就诊。

（郑修霞）

第十四章　妊娠滋养细胞疾病患者的护理

测试题

一、名词解释

1. 妊娠滋养细胞疾病　　2. 葡萄胎　　3. 侵蚀性葡萄胎　　4. 卵巢黄素囊肿
5. 化疗

二、选择题

【A₁型题】

1. 葡萄胎确诊后的治疗原则是
   - A. 化疗
   - B. 放疗
   - C. 清除宫腔内容物
   - D. 诊断性刮宫
   - E. 子宫切除

2. 绒毛膜癌最常见的转移部位是
   - A. 肺
   - B. 脑
   - C. 阴道
   - D. 盆腔
   - E. 肝

3. 滋养细胞疾病共同的病理变化特点是
   - A. 以血行转移为主
   - B. 病变局限在宫腔内
   - C. 滋养细胞呈不同程度增生
   - D. 保持完整的绒毛结构
   - E. 侵蚀子宫肌层

4. 葡萄胎患者术后避孕的最佳方法是
   - A. 宫内节育器避孕
   - B. 口服避孕药避孕
   - C. 针剂避孕药
   - D. 阴茎套或阴道隔膜
   - E. 埋入法避孕

5. 侵蚀性葡萄胎的处理原则首选
   - A. 切除子宫

   - B. 化疗
   - C. 放疗
   - D. 同位素治疗
   - E. 切除病灶

6. 侵蚀性葡萄胎若发生阴道转移，典型的体征为阴道黏膜
   - A. 水肿
   - B. 充血
   - C. 溃疡
   - D. 附有白色膜状物
   - E. 紫蓝色结节

7. 在实验室检查中，可提示为妊娠滋养细胞疾病的指标是
   - A. 促性腺激素
   - B. 孕激素
   - C. 人绒毛膜促性腺激素
   - D. 黄体生成素
   - E. 雌激素

【A₂型题】

1. 赵女士，23岁，因葡萄胎住院，给予清宫治疗，术后即将出院，患者询问计划下次妊娠时间，护士指导需要避孕时间是
   - A. 1年
   - B. 2年
   - C. 3年

D. 4年

E. 5年

2. 钱女士，25岁，G2P1，葡萄胎清宫术后3个月，阴道流血1个月，妇科检查，阴道前壁有紫蓝色结节，子宫软，增大如孕4个月，尿妊娠反应（＋），可考虑的诊断是
   A. 流产
   B. 双胎
   C. 妊娠合并肌瘤
   D. 葡萄胎
   E. 侵蚀性葡萄胎

3. 孙女士，36岁，因绒癌术后住院化疗，心情抑郁，护理管理措施中不恰当的是
   A. 病室应安静、舒适
   B. 室温18～20℃
   C. 定期消毒病室
   D. 增加探视次数
   E. 适当户外活动

4. 李女士，38岁，停经3个月，突然剧烈下腹痛2h，腹腔内出血、休克入院，即开腹探查，见子宫左角破口有水泡状物，出血活跃，镜下见子宫肌壁深层及浆膜下有增生活跃的滋养细胞，并见绒毛结构，正确的诊断是
   A. 宫角妊娠
   B. 葡萄胎
   C. 侵蚀性葡萄胎
   D. 绒毛膜癌
   E. 子宫内膜癌

5. 周女士，32岁，G2P2，3年前最后一次分娩，现阴道不规则出血半年，伴轻微咳嗽2个月，妇科检查：子宫正常大小，质较软，右附件可及5cm大小囊性肿物，活动，压痛（＋），查尿HCG阳性，胸片可见棉球状阴影，最可能的诊断是
   A. 宫外妊娠
   B. 不全流产
   C. 侵蚀性葡萄胎

D. 绒毛膜癌

E. 右卵巢颗粒细胞瘤

6. 吴女士，停经4个月，尿HCG（＋），未感胎动，阴道出血1周，查子宫明显大于孕月，双附件区无压痛，未及包块。B超未见胎心搏动。应考虑为
   A. 早期妊娠
   B. 中期妊娠
   C. 侵蚀性葡萄胎
   D. 葡萄胎
   E. 异位妊娠

7. 郑女士，40岁，G3P2，阴道不规则出血近1个月，咳嗽，痰中带血10余天。头痛3天。今晨起头痛剧烈，突然一过性昏倒。胸片示下肺有小圆球状阴影。主诉曾人工流产3次，最后一次是2年前。患者最可能的诊断是
   A. 侵蚀性葡萄胎脑转移
   B. 绒癌脑转移
   C. 肺癌脑转移
   D. 脑出血
   E. 脑血栓

8. 王女士，28岁，因葡萄胎而行清宫术，患者出院前护士指导其定期随访，在随访项目的注意事项中不包括的是
   A. HCG测定
   B. 阴道细胞学检查
   C. 胸片
   D. B超检查
   E. 妇科盆腔检查

9. 潘女士，38岁，因侵蚀性葡萄胎进行入院化疗，第3天查血常规汇报结果后遵医嘱停药。化疗患者考虑停药时的白细胞计数是低于
   A. 1.0×10^9/L
   B. 2.0×10^9/L
   C. 3.0×10^9/L
   D. 4.0×10^9/L
   E. 5.0×10^9/L

10. 董女士，27岁。因葡萄胎入院治疗，

出院前护士为患者做出院指导，讲解葡萄胎术后随访的主要目的是

A. 及早发现妊娠

B. 及早发现恶变

C. 了解盆腔恢复情况

D. 指导避孕

E. 检查清宫是否彻底

【A₃/A₄ 型题】

（1～5题共用题干）

冯女士，25 岁。停经 92 天，平素月经规律。停经后偶有下腹部间歇性隐痛。4 天前无明显诱因出现阴道不规则出血，少量，色鲜红。既往未孕育。妇科检查：子宫如孕 4 个半月大小。查血 HCG＞750000U/L。B 超：宫腔内充满蜂窝状回声，内见稀疏血流。

1. 该患者最可能的临床诊断是

A. 早孕

B. 功血

C. 葡萄胎

D. 先兆流产

E. 侵蚀性葡萄胎

2. 该病最常见的症状是

A. 腹痛

B. 呕吐

C. 咯血

D. 阴道流血

E. 子宫异常增大

3. 首选的治疗方法是

A. 清宫术

B. 子宫切除术

C. 子宫切除术＋双附件切除术

D. 放疗

E. 化疗

4. 患者出院前护士指导其避孕，建议采用

A. 避孕套

B. 皮下埋植

C. 口服避孕药

D. 含铜宫内节育器

E. 药物缓释宫内节育器

5. 复查发现转移，最常见的转移部位是

A. 肺

B. 阴道

C. 肝

D. 脑

E. 骨

（6～8题共用题干）

刘女士，平素月经正常，现停经 4 个月，阴道流血 2 周并有水泡状物排出，诊断为葡萄胎。

6. 对诊断价值最大的是

A. 停经史

B. 阴道出血伴水泡状物排出

C. 尿妊娠试验阳性

D. 子宫体增大

E. 胸片有絮状阴影

7. 如果出现转移性滋养细胞肿瘤，其最早出现的症状可能是

A. 阴道出血

B. 咯血

C. 头痛

D. 下腹疼痛

E. 肝区疼痛

8. 如果该患者在随访过程中，发现转移性滋养细胞肿瘤，需要进行化疗，初次化疗护理指导错误的是

A. 准确测量体重

B. 药物外渗时及时呼叫护士

C. 白细胞低于 $4.0×10^9$/L 停止探视

D. 使用软毛牙刷刷牙

E. 不要进食坚果类食品

三、简答题

1. 简述葡萄胎患者出院指导的内容。

2. 简述葡萄胎患者清宫术护理要点。

3. 简述护士使用化疗药物的注意事项。

参考答案与解析

一、名词解释

1. 妊娠滋养细胞疾病：指因胎盘绒毛滋养细胞过度增生引起的一组疾病。

2. 葡萄胎：主要为组成胎盘的绒毛滋养细胞增生，绒毛发生水肿变性，各个绒毛的乳头变为大小不一的水泡，水泡间有细蒂相连成串，形如葡萄而得名。

3. 侵蚀性葡萄胎：指葡萄胎组织侵入子宫肌层或转移至子宫以外。

4. 卵巢黄素囊肿：由于滋养细胞的过度增生，产生大量的人绒毛膜促性腺激素，它刺激卵巢产生过度黄素化反应，形成黄素囊肿。

5. 化疗：通过化学药物进行治疗。

二、选择题

A₁ 型题

1. C   2. A   3. C   4. D   5. B   6. E   7. C

A₂ 型题

1. B   2. E   3. D   4. C   5. D   6. D   7. B   8. B   9. C

10. B

A₃/A₄ 型题

1. C   2. D   3. A   4. A   5. A   6. B   7. B   8. C

【解析】

A₁ 型题

2. 转移性妊娠滋养细胞肿瘤大多数为绒癌，尤其是继发于非葡萄胎妊娠后的绒癌，肿瘤主要经血行播散，转移发生早而且广泛。最常见的转移部位是肺，约占 80%。

4. 一些妇女在使用药物避孕时会出现异常阴道出血，这一症状易与葡萄胎清宫术后阴道出血或葡萄胎恶变所致阴道出血发生混淆，所以最好不选用药物避孕。至于不选用宫内节育器避孕，原因是葡萄胎妊娠后子宫较软且大，操作中有可能造成子宫穿孔，同时，安置宫内节育器后发生阴道流血的副作用，也会造成疾病诊断困难。

7. 正常妊娠时，受精卵着床后形成的滋养细胞开始分泌 HCG，并随孕周增大其数值逐渐增高。而葡萄胎时，滋养细胞高度增生，产生大量的 HCG，其数值一般高于相应孕周的正常值。利用这一实验室检查特点，可提示为妊娠滋养细胞疾病。

A₂ 型题

2. 葡萄胎清宫术后，子宫复旧不佳，有不规则阴道出血，均提示有滋养细胞肿瘤的可能。该病例还发现阴道前壁有紫蓝色结节，在清宫半年内出现转移灶提示侵蚀性葡萄胎，如果清宫 1 年以上出现转移灶，则有绒癌的可能。

5. 该病例尿 HCG 阳性可以确定与妊娠相关，症状及胸片检查支持滋养细胞肿瘤转移灶的证据，至于侵蚀性葡萄胎与绒癌的区分，从题目看继发于足月妊娠、流产、异位妊娠后，时间间隔长，组织学诊断应为绒癌。

8. 葡萄胎患者随访过程中最重要的是 HCG 测定，其消退程度对预测患者的转归非常重要。通过妇科检查和胸片检查可以早期发现转移性滋养细胞肿瘤。而阴道细胞学检查对发现转移性滋养细胞肿瘤无特异性。所以在随访项目中护士没必要宣教 B 项。

10. 葡萄胎虽为非侵蚀性滋养细胞疾病，但其作为高危人群，随访显得非常重要。完全性葡萄胎发生子宫侵犯率约为 15%，发生远处转移率约占 4%，所以通过定期随访可以早期发现妊娠滋养细胞肿瘤并及时处理。

A_3/A_4 型题

7. 转移性妊娠滋养细胞肿瘤主要经血行播散，转移发生早而且广泛。最常见的部位是肺，占 80%。因此，患者最早出现的症状是咳嗽、血痰以至咯血，甚至出血致呼吸困难。其他选项为其他相应器官转移症状。

8. 化疗前如果患者白细胞低于 $4.0×10^9/L$，是不允许进行化疗的，当化疗过程中白细胞低于 $1.0×10^9/L$ 时，患者免疫力下降，容易发生感染，需要进行保护性隔离，则护士建议停止探视。

三、简答题

1. ①HCG 定量测定：葡萄胎清宫后，每周随访一次血、尿 HCG，阴性后仍需每周复查 1 次；3 个月内如一直阴性则改为每半个月检查 1 次，共 3 个月，如连续阴性，则改为每个月检查一次，持续半年；第 2 年起每半年 1 次，共随访 2 年。②在随访血、尿 HCG 的同时，应注意有无阴道异常流血、咳嗽、咯血及其他转移灶症状，定时做妇科检查、盆腔 B 超及胸部 X 线片检查。③在随访期间必须严格避孕，但避免选用宫内节育器方法。

2. ①清宫术前建立有效的静脉通路，备血，准备好缩宫素、抢救药品及物品，以防大出血造成的休克；②术中严密观察血压、脉搏、呼吸、有无休克征象，注意观察有无肺栓塞的表现如呼吸困难、咳嗽等；③将刮出物送病理检查，注意挑选靠近宫壁的葡萄状组织送检以提高阳性检出率；④术后注意评估阴道出血量；⑤观察并评估腹痛程度及性质；⑥观察有无水泡状物排出。

3. ①根据医嘱严格三查七对，正确溶解和稀释药物，并做到现配现用，一般常温下不超过 1h，尤其是氮芥类药物；②如果联合用药，应根据药物的性质顺序用药；③放线菌素 D、顺铂（顺氯氨铂）等需要避光的药物，使用时要用避光罩或黑布包好；④用药时，先注入少量生理盐水，确定针头在静脉内后再注入化疗药物；⑤如发现药物外渗应立即停止滴入，遇到对使用局部刺激较强的药物，如氮芥、长春新碱、放线菌素 D 等的外渗，需立即给予局部冷敷，并用生理盐水或普鲁卡因局部封闭，以后用金黄散外敷，以防止局部组织坏死，减轻疼痛和肿胀；⑥用药过程中要按医嘱调节滴速，保证药物的疗效。

（刘 萍）

第十五章　腹部手术患者的护理

测 试 题

一、名词解释

子宫内膜异位症

二、选择题

【A₁型题】

1. 子宫内膜异位症典型的临床表现为
   A. 不孕
   B. 性交痛
   C. 月经失调
   D. 自然流产率增加
   E. 继发性渐进性痛经

2. 卵巢囊肿最常见的并发症是
   A. 囊肿蒂扭转
   B. 囊肿破裂
   C. 囊肿继发感染
   D. 囊肿恶变
   E. 囊肿红色变性

3. 子宫颈癌的好发部位是
   A. 子宫颈阴道部鳞状上皮
   B. 子宫颈管柱状上皮
   C. 子宫颈鳞-柱上皮交界处
   D. 子宫颈管腺上皮
   E. 子宫颈鳞状上皮增生区

4. 最常见的子宫肌瘤是
   A. 阔韧带肌瘤
   B. 子宫颈肌瘤
   C. 黏膜下肌瘤
   D. 浆膜下肌瘤
   E. 肌壁间肌瘤

5. 浆膜下肌瘤最常见的症状为
   A. 阴道排液
   B. 下腹包块

   C. 下腹坠痛
   D. 白带增多
   E. 不孕

6. 不属于卵巢非赘生性囊肿的是
   A. 皮样囊肿
   B. 黄素囊肿
   C. 卵泡囊肿
   D. 黄体囊肿
   E. 卵巢巧克力囊肿

7. 你认为对子宫颈癌最好的普查方案是
   A. 碘试验阴性区-子宫颈活体组织检查
   B. 子宫颈刮片细胞学检查-子宫颈活体组织检查
   C. 阴道镜检查-子宫颈活体组织检查
   D. 子宫颈刮片细胞学检查-阴道镜检查-子宫颈活体组织检查
   E. 子宫颈刮片细胞学检查-阴道镜检查-子宫颈锥形切除术

8. 子宫内膜癌最典型的临床表现是
   A. 绝经后阴道出血
   B. 月经量过多
   C. 血性白带
   D. 不规则阴道流血
   E. 接触性出血

9. 下列对诊断子宫颈癌无意义的项目是
   A. 阴道镜
   B. 腹腔镜

C. 子宫颈刮片细胞学检查

D. 子宫颈活体组织检查

E. 锥形切除子宫颈后活检

10. 诊断子宫内膜异位症的最佳方法是

    A. 子宫颈刮片细胞学检查

    B. 腹腔镜检查

    C. 锥形切除子宫颈后活检

    D. B 型超声检查

    E. 阴道镜检查

【A₂ 型题】

1. 某患者，急诊入院，面色苍白。查：BP 为 70/50mmHg，腹部有明显压痛及反跳痛，叩诊有明显移动性浊音，初步诊断为异位妊娠，准备做剖腹探查术。根据患者情况，术前护理不妥的是

    A. 保暖

    B. 立即给氧吸入

    C. 迅速输液

    D. 做好输血准备

    E. 按腹部手术常规按部就班做好准备

2. 某女士由于性生活后有出血到医院就诊，子宫颈刮片细胞学检查为巴氏Ⅲ级，提示为

    A. 正常

    B. 炎症

    C. 可疑癌症

    D. 高度可疑癌症

    E. 癌症

3. 某中年妇女向护士询问子宫肌瘤发病可能的相关因素，护士的解释是

    A. 早婚早育

    B. 高血压，糖尿病，肥胖

    C. 饮食方式

    D. 体内雌激素水平过高

    E. 性生活紊乱

4. 某妇女，已婚，到医院进行子宫颈癌筛查，最常用的方法是

A. 窥器检查

B. 阴道镜检查

C. 宫腔镜检查

D. 子宫颈刮片细胞学检查

E. 子宫颈活体组织检查

5. 某患者，38 岁，患黏膜下子宫肌瘤，其典型的临床表现是

A. 月经量增多

B. 痛经

C. 下腹包块

D. 白带过多

E. 月经周期延长

6. 护士在社区宣传妇科癌症知识时，有居民询问病死率最高的女性生殖系统恶性肿瘤，正确的是

A. 子宫颈癌

B. 绒毛膜癌

C. 子宫内膜癌

D. 卵巢癌

E. 外阴癌

7. 护士在对育龄妇女进行健康教育时，应告知子宫颈癌的早期症状是

A. 阴道排液

B. 接触性出血

C. 下腹痛

D. 腹部包块

E. 月经周期改变

8. 某 40 岁妇女，白带多，偶伴性交后出血，妇科检查：子宫颈呈糜烂样改变。为排除子宫颈癌，首选的检查是

A. 子宫颈刮片细胞学检查

B. 子宫颈活检

C. 阴道镜

D. 分段诊断性刮宫

E. 碘试验

9. 某 41 岁妇女，子宫颈刮片细胞学检查为巴氏Ⅲ级，确认子宫颈癌的可靠方法是

A. 阴道镜检查

B. 腹腔镜检查

C. 子宫颈和子宫颈管活检

D. 诊断性刮宫

E. 阴道脱落细胞学检查

10. 某患者接触性出血半年，子宫颈活检后确诊为子宫颈癌 I 期，首选治疗方法是

A. 放疗＋激素治疗

B. 放疗

C. 化疗

D. 手术治疗

E. 激素治疗

11. 某患者，40 岁，因子宫肌瘤需行经腹全子宫切除术，术前一日的准备工作应除外

A. 备皮

B. 灌肠

C. 药敏试验

D. 遵医嘱给予镇静剂

E. 导尿

12. 某女士，39 岁，月经量增多，经期延长 2 年。妇科检查：子宫增大，约孕 13 周大小，质硬，表面凹凸不平，双附件（一）。最可能的诊断是

A. 葡萄胎

B. 子宫内膜癌

C. 子宫颈癌

D. 功能失调性子宫出血

E. 子宫肌瘤

13. 某患者，42 岁，诊断为子宫肌瘤，住院评估发现患者及其丈夫对子宫切除顾虑重重，担心会影响夫妻生活。针对此患者，护士除进行常规住院教育外，还应重点做好的教育指导是

A. 子宫肌瘤发病原因

B. 子宫切除术前准备配合要点

C. 并发症的预防

D. 女性生殖器官解剖特点

E. 术后性生活注意事项

14. 某 50 岁妇女普查时发现子宫增大如

6 周妊娠大小，B 超检查确诊为子宫肌瘤，最好的处理方案是

A. 子宫全切

B. 子宫次全切

C. 定期复查

D. 雌激素治疗

E. 孕激素治疗

15. 某中年妇女，36 岁，月经量增多 1 年，检查发现子宫增大如妊娠 8 周，附件（一），最可能的诊断是

A. 子宫内膜癌

B. 子宫肌瘤

C. 绒癌

D. 子宫颈息肉

E. 子宫颈癌

16. 某 45 岁妇女，因子宫肌瘤行经腹全子宫切除术，护士告知其出院后的注意事项，应除外

A. 适当参加体育锻炼，避免受凉感冒

B. 术后 7～14 天阴道可有少量粉红色分泌物

C. 术后 3 个月内禁止盆浴

D. 术后 2 周可恢复性生活

E. 出院后 1 个月至 1 个半月去医院复查

17. 某妇女 26 岁，发现右侧卵巢肿物 2 年，1h 前突感右下腹剧痛伴恶心、呕吐。妇科检查：子宫（一），右附件有拳头大囊性肿物，边界清，活动差，左附件（一）。其诊断是

A. 肿瘤破裂

B. 肿瘤感染

C. 右卵巢肿瘤蒂扭转

D. 肿瘤恶变

E. 左附件炎性包块

18. 某 58 岁妇女，绝经 8 年后阴道流血 2 个月，出血量时多时少。盆腔检查：子宫颈光滑，子宫稍大，双附件正常。怀疑子宫内膜癌，为明确

诊断，首选的辅助检查是

A. 子宫颈涂片检查

B. 分段诊断性刮宫

C. 阴道镜检查

D. 子宫颈活体组织检查

E. 阴道脱落细胞检查

19. 某 60 岁妇女，主诉绝经 10 年之后，重现阴道流血。妇科检查：子宫稍大，较软，附件（一）。首要怀疑的疾病是

A. 萎缩性阴道炎

B. 子宫肌瘤

C. 子宫颈炎症

D. 子宫内膜癌

E. 卵巢浆液性囊腺瘤

20. 某女士，根据需要行经腹全子宫切除术，术前备皮范围应为

A. 上至脐部，两侧至腋中线，下达大腿上 1/3

B. 上至脐部，两侧至腋中线，下达阴阜和大腿上 2/3

C. 上至剑突下，两侧至腋前线，下达阴阜和大腿上 2/3

D. 上至剑突下，两侧至腋中线，下达阴阜和大腿上 1/3

E. 上至剑突下，两侧至腋中线，下达大腿上 2/3

【A₃/A₄ 型题】

（1～3 题共用题干）

某患者 55 岁，绝经 6 年，阴道不规则流血 1 个月收入院。体形肥胖，尿糖（＋）。妇科检查：外阴阴道萎缩不明显，子宫体稍大、软、活动良，附件（一）。

1. 此病例最可能的诊断是

A. 子宫内膜增生

B. 子宫颈癌

C. 子宫肌瘤

D. 输卵管癌

E. 子宫内膜癌

2. 为进一步确诊，需做的检查项目是

A. 细致的双合诊

B. 三合诊

C. 分段诊断性刮宫

D. 子宫颈刮片

E. 子宫颈细胞学检查

3. 最主要的治疗手段为

A. 化学疗法

B. 手术治疗

C. 放射疗法

D. 中药治疗

E. 激素治疗

（4～6 题共用题干）

患者 43 岁，女性，因患子宫颈癌行根治术。

4. 该患者术后拔除尿管的时间是

A. 24h

B. 48h

C. 1～2 天

D. 3～5 天

E. 7～14 天

5. 患者术中阴道内填塞纱布，取出的时间是术后

A. 4～6h

B. 8～10h

C. 12～24h

D. 24～36h

E. 36～48h

6. 为该患者提供的护理措施，应除外

A. 保持床单位清洁、舒适

B. 术后每 0.5～1h 观察并记录生命体征，平稳后改为每 4h 1 次

C. 保持引流管通畅

D. 常规阴道灌洗每日 2 次，保持外阴部清洁

E. 拔尿管前，定时间断放尿以训练膀胱功能

三、简答题

1. 简述子宫肌瘤患者的处理原则。

2. 试述分段诊断性刮宫的步骤。

3. 根据肌瘤与子宫肌层的关系简述子宫肌瘤的分类。

4. 简述易发生蒂扭转的卵巢肿瘤特点。

5. 列出妇科腹部手术后缓解腹胀的护理措施。

6. 列出 4 项妇科腹部手术后预防尿潴留的护理措施。

参考答案与解析

一、名词解释

子宫内膜异位症：指具有生长能力的子宫内膜组织出现在子宫腔被覆内膜及子宫体肌层以外的其他部位，简称内异症。

二、选择题

A₁ 型题

1. E	2. A	3. C	4. E	5. B	6. A	7. D	8. A	9. B

10. B

A₂ 型题

1. E	2. C	3. D	4. D	5. A	6. D	7. B	8. A	9. C
10. D	11. E	12. E	13. E	14. C	15. B	16. D	17. C	18. B

19. D   20. D

A₃/A₄ 型题

1. E	2. C	3. B	4. E	5. C	6. D

【解析】

A₁ 型题

1. 子宫内膜异位症是具有生长能力的子宫内膜组织出现在子宫腔被覆内膜及子宫体肌层以外的其他部位，典型症状为痛经，且为继发性进行性加重。部分患者可出现月经失调、不孕、性交痛等症状。

2. 卵巢囊肿最常见的并发症为蒂扭转，一般见于瘤蒂长、活动度大、中等大小、重心偏于一侧的卵巢囊肿。

4. 肌壁间肌瘤位于子宫肌层内，周围均被肌层包绕，为最常见的类型。

5. 浆膜下肌瘤是肌瘤向子宫体表面生长突起，由浆膜层覆盖，肌瘤体积较大时，可以在腹部扪及包块。

6. 成熟畸胎瘤又称皮样囊肿，属于卵巢生殖细胞肿瘤，是最常见的卵巢良性肿瘤。

7. 子宫颈刮片细胞学检查是目前筛查和早期发现子宫颈癌的主要方法。凡婚后或有性生活史的女性均应定期做子宫颈刮片细胞学检查。子宫颈刮片细胞学检查结果为巴氏Ⅲ级及以上者，应在阴道镜下观察子宫颈表面有无异型上皮、异常血管等，并选择病变部位进行活检，以提高诊断的正确率。子宫颈和子宫颈管的活组织检查是确诊子宫颈癌的最可靠的方法。

8. 子宫内膜癌好发于老年妇女，绝经后阴道出血为最典型症状。

9. 子宫颈癌好发部位在子宫颈鳞-柱状细胞交界处，腹腔镜不适用于子宫颈癌的诊断。

10. 腹腔镜检查是目前国际公认的诊断子宫内膜异位症的最佳方法，特别是对不明原因不育或腹痛者是首选的有效诊断手段。镜下看到典型的病灶，即可确诊；对可疑病变进行活体组织检查，同时，在直视情况下有助于确定临床分期。

A₂ 型题

1. 异位妊娠破裂为妇产科常见急腹症，应做好预防失血性休克的处理，按照急症手术迅速做好术前准备，而不应该按腹部手术常规按部就班做准备。

2. 子宫颈刮片细胞学检查是目前筛查和早期发现子宫颈癌的主要方法。子宫颈细胞涂片巴氏染色，结果分 5 级：Ⅰ级为正常；Ⅱ级炎症；Ⅲ级可疑；Ⅳ级可疑阳性；Ⅴ级阳性。Ⅲ级及以上者必须做进一步检查，明确诊断。

3. 子宫肌瘤是女性生殖器官中最常见的良性肿瘤，多见于 30～50 岁妇女。病因一般认为与高水平雌激素的长期刺激有关。

4. 子宫颈刮片细胞学检查是目前筛查和早期发现子宫颈癌的主要方法。

5. 黏膜下肌瘤向子宫腔方向突出，表面由黏膜层覆盖，可致子宫腔增大、内膜面积增加、子宫收缩不良或内膜增生过长等，导致月经周期缩短、经期延长、经量增多等。

6. 由于卵巢位于盆腔内，无法直接窥视，而且早期病变无明显症状，目前尚无理想的早期发现和早期诊断的方法，晚期患者疗效又不佳，因此，其病死率居妇科恶性肿瘤之首。

7. 早期子宫颈癌患者常表现为性交后或妇科检查后少量出血，称为接触性出血。

8. 子宫颈刮片细胞学检查是目前筛查和早期发现子宫颈癌的主要方法。

9. 子宫颈和子宫颈管的活组织检查是确诊子宫颈癌的最可靠的方法。选择子宫颈鳞-柱状细胞交界部的 3、6、9、12 点四处活体组织送检。

10. 手术治疗适用于子宫颈癌Ⅰa～Ⅱb 患者，根据病情选择不同术式。

11. 经腹全子宫切除术的患者术日晨常规留置导尿管，以免术中损伤膀胱或出现术后尿潴留。近年逐渐实行在手术室待患者麻醉后导尿，此时患者全身松弛，便于操作，且患者无痛苦。

12. 子宫肌瘤是女性生殖器官中最常见的良性肿瘤，多见于 30～50 岁妇女，会造成月经量增多、经期延长的表现。典型的体征是子宫增大、质硬。

13. 在对患者进行健康教育时，应针对患者特点进行有针对性的教育。

14. 肌瘤小、症状不明显，或接近绝经期的妇女，可每 3～6 个月定期复查，加强随访，必要时再考虑进一步治疗方案。

15. 子宫肌瘤是女性生殖器官中最常见的良性肿瘤，多见于 30～50 岁妇女，会造成月经量增多、经期延长的表现。典型的体征是子宫增大、质硬。

16. 因子宫肌瘤行经腹全子宫切除术后的患者出院后 1 个月应回门诊复查，了解患者术后康复情况，如康复良好可恢复性生活。未经术后复查医生的同意，不得进行性生活，否则影响阴道伤口愈合。

17. 卵巢囊肿最常见的并发症为蒂扭转，急性蒂扭转的典型症状为突然发生一侧下腹剧痛，常伴有恶心、呕吐甚至休克。

18. 分段诊断性刮宫是确诊子宫内膜癌最常用、最可靠的方法。先用小刮匙环刮子宫颈管，再进子宫腔搔刮内膜，刮取物分瓶标记并送病理检查。

19. 子宫内膜癌好发于老年妇女，绝经后阴道流血为最典型症状。

A_3/A_4 型题

1. 子宫内膜癌好发于老年妇女，多伴发糖尿病、高血压、肥胖，绝经后阴道出血为最典型症状。

2. 分段诊断性刮宫是确诊子宫内膜癌最常用、最可靠的方法。先用小刮匙环刮子宫颈管，再进子宫腔搔刮内膜，刮取物分瓶标记并送病理检查。

3. 手术治疗为子宫内膜癌患者治疗的首选方案。

4. 子宫颈癌根治术后的患者一般留置尿管 7～14 天后去除。

5. 子宫颈癌患者术中阴道内填塞纱布以止血，术后 12～24h 取出。

6. 由于接受根治术的患者阴道顶端有伤口，因此，术后禁止阴道灌洗，以免造成感染。

三、简答题

1. 根据患者年龄、症状，肌瘤大小、数目、生长部位及对生育功能的要求等情况综合分析后选择处理方案。①随访观察（肌瘤小、症状不明显或接近绝经期者）；②药物治疗（适用于肌瘤小于妊娠 2 个月子宫大小、症状不明显、近绝经期或全身情况不能承受手术者）；③手术治疗（肌瘤大于妊娠 2 个月子宫大小、症状明显或非手术治疗效果不佳者）。

2. 分段诊断性刮宫要求先用小刮匙环刮子宫颈管，再进子宫腔搔刮内膜，刮出物分瓶标记送病理检查。

3. 根据肌瘤与子宫肌层的关系，子宫肌瘤分 3 类：①浆膜下肌瘤——肌瘤向子宫体表面生长突起，由浆膜层覆盖；②肌壁间肌瘤——最常见，肌瘤位于子宫肌层内，周围均被肌层包绕；③黏膜下肌瘤——肌瘤向子宫腔方向突出，表面由黏膜层覆盖。

4. 瘤蒂长、活动度大、中等大小、重心偏于一侧的卵巢肿瘤易发生蒂扭转。

5. 妇科腹部手术后缓解腹胀的措施可采用生理盐水低位灌肠、热敷下腹部等。若肠蠕动已恢复但仍未排气，可针刺足三里、肛管排气，或按医嘱肌内注射新斯的明 0.5mg。术后早期下床活动可改善胃肠功能，预防或减轻腹胀。若腹胀是由于炎症或缺钾引起的，则应给予抗生素或补钾。

6.①首先要稳定患者的情绪，增加其信心，取得患者的合作；② 如病情允许可协助患者离床或蹲位排尿，床边加用屏风，增加液体入量；③帮助建立排尿反射，如听流水声、下腹部热敷、按摩等；④拔出尿管前定期开放尿管，训练膀胱功能的恢复。

（侯　睿）

第十六章　会阴部手术患者的护理

测 试 题

一、名词解释

1. 子宫脱垂　　2. 尿瘘

二、选择题

【A₁ 型题】

1. 尿瘘患者最主要的临床表现是
   A. 尿路感染
   B. 漏尿
   C. 阴道壁膨出
   D. 排便困难
   E. 闭经

2. 尿瘘患者最主要的病因是
   A. 产伤
   B. 晚期癌症浸润
   C. 长期放置子宫托
   D. 妇科手术损伤
   E. 发育异常

3. 早期外阴癌患者最常见的症状是
   A. 尿频
   B. 外阴瘙痒
   C. 便秘
   D. 血性分泌物
   E. 疼痛

4. 引起外阴血肿的常见原因不包括
   A. 外伤
   B. 性交
   C. 分娩
   D. 外阴炎
   E. 骑跨伤

5. 导致子宫脱垂最主要的原因是
   A. 分娩损伤
   B. 长期慢性咳嗽

C. 先天发育不良
D. 排便困难
E. 老年患者盆底组织萎缩

【A₂ 型题】

1. 赵女士，因尿瘘行会阴部手术，术后的护理要点不包括
   A. 外阴擦洗，每天 2 次
   B. 保持导尿管通畅
   C. 术后 3 天流质饮食
   D. 早期下床活动
   E. 术后 5 天口服液状石蜡软化粪便

2. 钱女士，因外阴癌接受外阴根治术，术后应采取的体位是
   A. 头高脚低位
   B. 半坐卧位
   C. 侧卧位
   D. 平卧、双腿外展屈膝位
   E. 自由体位

3. 某患者，因患外阴癌需接受放疗，对其提供的皮肤护理，不正确的是
   A. 照射部位防止摩擦
   B. 内衣以软质棉布料为宜
   C. 可用碱性肥皂清洗皮肤
   D. 修剪指甲避免挠抓
   E. 出现中度放疗反应停止照射

4. 某患者，因患子宫脱垂，准备采用子宫托治疗，关于放置子宫托的注意事

项错误的有

A. 月经期停止使用

B. 每天睡前放入，清晨取出

C. 阴道壁有溃疡者不宜使用

D. 放置前应选择托的大小

E. 妊娠期停止使用

5. 孙女士，67 岁，诊断为子宫脱垂 I 度重型，则其临床表现为

A. 子宫颈脱出于阴道口外

B. 子宫颈和子宫体全部脱出于阴道口外

C. 子宫颈已达处女膜缘，但未超过，检查时可见子宫颈

D. 子宫颈距处女膜缘少于 4cm，但未达处女膜缘

E. 子宫颈及部分子宫体脱出阴道口外

6. 李女士，因膀胱阴道瘘接受尿瘘修补术，术后常规留置尿管的时间为

A. 1～3 天

B. 4～6 天

C. 7～9 天

D. 10～14 天

E. 16～20 天

【A₃/A₄ 型题】

（1～2 题共用题干）

某患者，65 岁，孕 5 产 3，慢性咳嗽病史 10 余年，5 年前自觉阴道肿物脱出，妇科检查显示会阴陈旧性裂伤，子宫颈和大部分子宫体都脱出阴道口外。

1. 此患者最适宜的诊断是

A. 子宫脱垂 I 度轻型

B. 子宫脱垂 I 度重型

C. 子宫脱垂 II 度轻型

D. 子宫脱垂 II 度重型

E. 子宫脱垂 III 度

2. 评估此患者健康史，下列与其子宫脱垂病因无关的因素是

A. 多产

B. 产伤

C. 慢性咳嗽

D. 产后过早体力劳动

E. 萎缩性阴道炎

三、简答题

1. 简述尿瘘患者术后护理要点。

2. 简述我国采用的子宫脱垂的临床分度。

3. 简述预防尿瘘的措施。

4. 简述外阴阴道创伤的原因及处理原则。

5. 简述外阴癌术后的护理要点。

参考答案与解析

一、名词解释

1. 子宫脱垂：子宫从正常位置沿阴道下降，子宫颈外口达坐骨棘水平以下，甚至子宫全部脱出于阴道口外，称为子宫脱垂。

2. 尿瘘：是指泌尿系统与邻近器官之间的异常通道，患者无法自主排尿，表现为尿液不断外流。

二、选择题

A₁ 型题

1. B   2. A   3. B   4. D   5. A

A₂ 型题

1. D   2. D   3. C   4. B   5. C   6. D

A₃/A₄ 型题

1. D   2. E

【解析】

A₁ 型题

1. 尿瘘指人体泌尿道与生殖道之间形成的异常通道，患者无法自主排尿，表现为尿液不断外流。漏尿是其主要临床表现，病因不同，出现漏尿时间也不一样。

2. 产伤是引起尿瘘的主要原因，多为难产处理不当所致。例如由于骨盆狭窄或头盆不称所致产程过长，分娩时产道软组织受压过久，局部组织发生缺血坏死或产科手术操作不当直接损伤所致。

3. 早期外阴癌患者症状主要为久治不愈的外阴瘙痒。

5. 分娩损伤是子宫脱垂最主要的发病原因，多见于子宫口未开全时产妇就过早屏气用力，或盆底组织损伤未及时修补。

A₂ 型题

1. 会阴部手术的患者不宜早期下床活动，以防伤口裂开或出血。

2. 因外阴癌行外阴根治术后的患者应采取平卧位，双腿外展屈膝，膝下垫软枕，以减少腹股沟及外阴部的张力，利于伤口的愈合。

3. 放疗患者应避免局部刺激（包括搔抓、擦伤、碱性肥皂清洗和粘贴胶布等），保持局部清洁干燥。

4. 子宫托应每天早上放入阴道，睡前取出清洁后备用，避免放置过久压迫生殖道而致糜烂样改变、溃疡，甚至坏死，从而造成生殖道瘘。

5. 我国子宫脱垂的分度：以患者平卧用力向下屏气时子宫下降的程度，将子宫脱垂分为 3 度。Ⅰ度：轻型为子宫颈外口距离处女膜缘小于 4cm，但未达处女膜缘；重型为子宫颈已达处女膜缘，但未超出，检查时在阴道口见到子宫颈。Ⅱ度：轻型为子宫颈已脱出阴道口，但子宫体仍在阴道内；重型为子宫颈或部分子宫体已脱出阴道口。Ⅲ度：子宫颈和子宫体全部脱出至阴道口。

A₃/A₄ 型题

2. 子宫脱垂的发病原因包括分娩损伤、多产、产褥期过早从事重体力劳动。另外还包括长期腹压增加，如慢性咳嗽、长期排便困难、经常超重负荷、腹腔巨大肿瘤、大量腹水等。阴道炎与子宫脱垂的发病无直接关系。

三、简答题

1. 答案要点：

（1）根据患者瘘孔的位置决定体位，以减少尿液对修补伤口处的浸泡。

（2）注意避免尿管脱落，保持尿管的通畅。

（3）尿管一般留置 10～14 日后拔除。

（4）积极预防咳嗽、便秘等增加腹压的动作。

2. 子宫脱垂分为三度：

（1）Ⅰ度：轻型——子宫颈距处女膜缘少于 4cm，但未达处女膜缘。

            重型——子宫颈已达处女膜缘，但未超过该缘，在阴道口可见到子宫颈。

（2）Ⅱ度：轻型——子宫颈已脱出阴道口外，但子宫体尚在阴道内。

            重型——子宫颈及部分子宫体已脱出阴道口外。

（3）Ⅲ度：子宫颈及子宫体全部脱出于阴道口外。

3. 绝大多数尿瘘是可以预防的，具体措施如下：

（1）定期产前检查：及时发现头盆不称。

（2）加强产程护理：防止滞产和第二产程延长。

（3）正确留置导尿管：经阴道分娩时，先导尿，产程长者或疑有膀胱、尿道损伤者，产后及时留置导尿管，持续开放 10 日左右，以保持膀胱空虚，有利于改善局部血运和防止尿瘘形成。

（4）避免手术创伤：手术者应明确解剖关系，使用手术器械应小心，术后常规检查生殖泌尿道有无损伤。

4. 原因：分娩、外伤或性生活。处理原则：止痛、止血、抗感染、抗休克。

5. 答题要点：

（1）止痛。

（2）观察伤口出血、渗液及引流液情况。

（3）严密观察生命体征变化，及时了解患者的感染征兆。

（4）保持会阴部的清洁卫生。

（5）做好二便的管理。

（6）指导患者活动肢体，预防压疮。

（侯　睿）

第十七章　妇女保健

测 试 题

一、选择题

【A₁ 型题】

1. 有关青春期描述正确的是
   A. 青春期是指发育征象开始出现到生殖功能发育成熟为止的一段时期
   B. 青春期的年龄范围是 12～20 岁
   C. 青春期是指从新生儿到成人所经历的一个转变时期
   D. 青春期是人生中发育较慢的阶段
   E. 青春期身高发育不存在个体差异

2. 下列哪项不是婚前卫生指导内容
   A. 婚后如何计划受孕
   B. 受孕生理及受孕的必备条件
   C. 性保健指导
   D. 新婚避孕方法选择
   E. 孕期监护及保健

3. 围绝经期症状的病因应除外
   A. 卵巢功能衰退
   B. 内分泌平衡的改变
   C. 个体体质和健康状况
   D. 文化程度
   E. 月经周期过密或不规则

4. 关于围生保健的描述正确的是
   A. 围生保健是围生期内开始的保健
   B. 围生保健工作从妊娠 20 周开始
   C. 围生保健从妊娠 28 周开始
   D. 围生保健的时间范围是从孕满 28 周到产后 7 天
   E. 围生保健至少应包括孕前、孕期、产时和产褥等各期的保健

5. 关于婚前卫生咨询以下错误的是
   A. 婚前卫生咨询是面对面、个人的咨询
   B. 应包括婚育问题的咨询
   C. 鼓励服务对象参与并获得反馈
   D. 应尊重服务对象的隐私权，注意保密
   E. 婚前卫生咨询与咨询方法、技巧关系不大

6. 婚前指导不包括
   A. 男女生殖器官解剖
   B. 受孕原理
   C. 常见的妊娠并发症
   D. 节育指导
   E. 计划受孕前的准备和计划受孕方法

7. 孕早期保健不包括
   A. 全身体格检查
   B. 阴道检查
   C. 遗传咨询
   D. 孕期保健指导
   E. 骨盆测量

二、简答题

1. 简述围绝经期妇女保健的内容。
2. 妇女保健工作的开展应以什么为核心？其目的和意义是什么？

参考答案与解析

一、选择题

A₁型题

1. A   2. E   3. D   4. E   5. E   6. C   7. E

二、简答题

1. ①介绍围绝经期生理卫生知识，指导合理饮食，保持情绪乐观，劳逸结合，坚持体育锻炼和文体活动，预防骨质疏松症。②介绍围绝经期的常见病及多发病，定期接受妇科体检，有异常情况及时就诊。③指导围绝经期的妇女保持外阴清洁，预防感染。④鼓励进行缩肛运动，预防子宫脱垂和压力性尿失禁。⑤指导合理补充雌激素及钙剂。

2. 答案要点：

（1）妇女保健工作的开展是以生殖健康为核心的，是贯穿人生整个过程的保健工作。

（2）妇女保健的目的：①促进妇女身心健康，降低孕产妇及围生儿的死亡率，减少患病率和伤残率。②控制性传播疾病及某些疾病的发生。

（3）妇女保健的意义：关系到后代健康、家庭幸福、民族素质的提高以及计划生育基本国策的贯彻和实施。

（辛翠英）

第十八章　计划生育妇女的护理

测 试 题

一、名词解释

1. 避孕　　2. 紧急避孕　　3. 手术流产　　4. 人工流产综合征　　5. 输卵管绝育术

二、选择题

【A₁ 型题】

1. 人工流产负压吸引术适用于妊娠
   A. 6 周内
   B. 8 周内
   C. 10 周内
   D. 12 周内
   E. 14 周内

2. 有关使用避孕药的注意事项，下述错误的是
   A. 乳房有肿块者忌服
   B. 针剂应深部肌内注射
   C. 肾炎患者忌服
   D. 防止避孕药片潮解，以免影响效果
   E. 哺乳期妇女适宜服避孕药

3. 下述不是宫内节育器并发症的是
   A. 感染
   B. 节育器异位
   C. 节育器脱落
   D. 带器妊娠
   E. 血肿

4. 有关吸宫术后注意事项，不正确的是
   A. 术毕，应在休息室休息 1～2h
   B. 阴道流血未净前禁止盆浴
   C. 半个月内禁止性交
   D. 保持外阴清洁
   E. 持续阴道流血 10 天以上者，须及时就诊

5. 口服避孕药的禁忌证不包括
   A. 甲状腺功能亢进患者
   B. 服药后恶心呕吐者
   C. 慢性肝炎患者
   D. 哺乳期妇女
   E. 血液病患者

6. 紧急避孕可采用的方法是
   A. 避孕套
   B. 放置宫内节育器
   C. 服米索前列醇
   D. 皮下埋植避孕
   E. 阴道隔膜

7. 下列避孕方法中，失败率最高的是
   A. 口服短效避孕药
   B. 放置宫内节育器
   C. 安全期避孕
   D. 避孕套避孕
   E. 阴道隔膜

8. 有关女用短效口服避孕药的副作用，正确的说法是
   A. 类早孕反应是由于孕激素刺激胃黏膜所致
   B. 用药后月经量往往增多
   C. 服药期间的阴道流血多因漏服药引起
   D. 体重增加是由于孕激素引起的
   E. 服药后妇女颜面部皮肤出现的色素沉着是因药物变质所致

【A₂ 型题】

1. 李女士，剖宫产术后 1 个月，因患肝炎未哺乳，现月经来潮，此患者不宜采用的避孕方法为
   A. 口服短效避孕药
   B. 体外排精法
   C. 外用杀精剂
   D. 避孕套避孕
   E. 阴道隔膜

2. 某女士，人工流产术后 12 日仍有较多量阴道流血，应首先考虑的是
   A. 子宫复旧不良
   B. 子宫穿孔
   C. 急性子宫内膜炎
   D. 侵蚀性葡萄胎
   E. 吸宫不全

3. 某女士，在人工流产术中出现出汗、血压下降、胸闷等人工流产综合征，首选的药物是
   A. 苯巴比妥
   B. 阿托品
   C. 异丙嗪
   D. 哌替啶
   E. 硫酸镁

4. 患者 25 岁，因停经 50 天行人工流产术。在手术过程中患者突然出现恶心、呕吐、血压下降、面色苍白、胸闷等。患者最可能发生的并发症是
   A. 羊水栓塞
   B. 子宫穿孔、内出血
   C. 人工流产综合征
   D. 子宫颈裂伤
   E. 空气栓塞

5. 28 岁妇女，婚后 2 年一直服用短效口服避孕药，如果她想妊娠，应指导其停药后多长时间受孕
   A. 随时
   B. 6 个月
   C. 2 个月
   D. 5 个月

E. 12 个月

6. 26 岁女性，哺乳期，因复潮后停经 60 天，行人工流产术。术中出现"无底"感觉。一般情况良好，阴道流血不多，腹痛轻，无压痛及反跳痛，血压 90/60mmHg，心率 90 次/分。最可能的诊断是
   A. 人工流产综合征
   B. 子宫穿孔
   C. 羊水栓塞
   D. 漏吸
   E. 空气栓塞

【A₃/A₄ 型题】

(1~2 题共用题干)

李女士，35 岁，G2P1，根据护士建议，其使用药物避孕。

1. 其口服第一片短效口服避孕药的时间是月经来潮的
   A. 第 3 日
   B. 第 5 日
   C. 第 10 日
   D. 第 14 日
   E. 第 21 日

2. 若漏服，应补服 1 片，时间为
   A. 4h 内
   B. 8h 内
   C. 12h 内
   D. 14h 内
   E. 24h 内

(3~4 题共用题干)

王女士，29 岁，服用避孕片 1 号 2 个月，现已开始第三周期，于月经来潮后的第 5 天开始服药，服药第 18 天因故未能按时服药，于 2h 前出现阴道流血，量似月经量。

3. 将该患者阴道流血的原因描述为
   A. 月经周期缩短
   B. 突破性出血
   C. 正常月经来潮

　　D. 功血

　　E. 阴道流血，原因待查

4. 患者的最佳处理为

　　A. 停止服药，算作一次月经来潮

　　B. 立即给予止血药

　　C. 立即行刮宫术以止血

　　D. 立即加服一片避孕药

　　E. 立即加服雌激素

三、简答题

1. 简述药物避孕原理。

2. 列举放置宫内节育器的禁忌证。

3. 列举手术流产的并发症。

4. 简述药物避孕的不良反应。

5. 简述宫内节育器的常见副作用、并发症。

参考答案与解析

一、名词解释

1. 避孕：是计划生育的重要组成部分，是采用科学方法使妇女暂时不受孕。

2. 紧急避孕：是指在无保护性措施情况下进行性生活或避孕失败后几日内，为防止非意愿性妊娠而采用的避孕方法。包括放置宫内节育器和口服紧急避孕药。

3. 手术流产：是采用手术方法终止妊娠，包括负压吸引术和钳刮术。

4. 人工流产综合征：指受术者在人工流产术中或手术结束时出现心律失常、血压下降、面色苍白、出汗、头晕、胸闷，甚至发生昏厥和抽搐等症状。

5. 输卵管绝育术：通过手术阻断输卵管的方式，使精子与卵子不能相遇而达到永久不孕的目的。

二、选择题

A₁ 型题

1. C　　2. E　　3. E　　4. C　　5. B　　6. B　　7. C　　8. C

A₂ 型题

1. A　　2. E　　3. B　　4. C　　5. B　　6. B

A₃/A₄ 型题

1. B　　2. C　　3. B　　4. A

【解析】

A₁ 型题

2. 避孕药的禁忌证主要包括：严重的心血管疾病；急慢性肝炎或肾炎；血液病或血栓性疾病；内分泌疾病；恶性肿瘤、癌前病变、子宫或乳房肿块者；哺乳期不宜应用，因雌激素可抑制乳汁分泌，影响乳汁质量等。另避孕针剂应深部肌内注射，以利于吸收；药片应保持在干燥的环境中，避免潮解，因为药物成分主要在糖衣上，潮解后会影响效果。

3. 宫内节育器并发症有感染、宫内节育器脱落、带器妊娠、宫内节育器嵌顿或断裂、节育器异位等。

4. 人工流产吸宫术后在休息室内休息 1～2h，回家后应休息 3 周，若有腹痛及阴道流血增多，嘱随时就诊。指导受术者保持外阴清洁，1 个月内禁止性生活及盆浴，以免发生感染。

5. 口服避孕药的禁忌证主要包括：① 严重的心血管疾病；② 急慢性肝炎或肾炎；③ 血液病或血栓性疾病；④ 内分泌疾病，如糖尿病需用胰岛素控制者、甲状腺功能亢进者；⑤ 恶性肿瘤、癌前病变、子宫或乳房肿块者；⑥ 哺乳期不宜应用；⑦ 精神病生活不能自理者；⑧ 月经稀少或年龄＞45 岁者；⑨ 年龄＞35 岁的吸烟妇女不宜长期应用，以免造成卵巢功能早衰。

6. 紧急避孕包括放置宫内节育器和口服紧急避孕药。紧急避孕药有雌孕激素复方制剂、孕激素单方制剂、米非司酮片等。

A₂ 型题

1. 急慢性肝炎或肾炎是口服避孕药的禁忌证。

2. 人工流产术后流血超过 10 天，血量多或经一般对症处理（宫缩剂、抗生素等）无效时，应考虑吸宫不全。

4. 受术者在人工流产术中或手术结束时出现心动过缓、血压下降、面色苍白、出汗、头晕、胸闷，甚至发生昏厥和抽搐等症状，称为人工流产综合征。

5. 长期服用避孕药者，为避免药物影响，以停药 6 个月后妊娠为妥。

6. 子宫穿孔多见于哺乳期子宫、瘢痕子宫、子宫过度倾曲或有畸形者、术者未查清子宫位置或技术不熟练，当器械进入子宫腔探不到子宫底或进入子宫腔深度明显超过检查时子宫腔深度，提示子宫穿孔。

A₃/A₄ 型题

2. 短效口服避孕药的正确用法是：自月经第 5 日开始每晚服 1 片，连服 22 日不能中断；如漏服，应于 12h 内补服 1 片，以免发生突破性出血或避孕失败。

4. 服用避孕药期间发生不规则少量阴道流血，称为突破性出血，多发生在漏服药之后。若点滴出血，则不需处理。若出血量多似月经，则可当月经来潮立即停药，待出血第 5 日再开始下一周期用药，或更换避孕药。

三、简答题

1. 药物避孕原理：①抑制排卵；②改变子宫颈黏液性状；③改变子宫内膜形态与功能；④输卵管蠕动变化。

2. 放置宫内节育器的禁忌证：①妊娠或可疑妊娠。②生殖道急性炎症。③人工流产出血多，怀疑有妊娠组织物残留或感染可能；中期妊娠引产、分娩或剖宫产胎盘娩出后，子宫收缩不良有出血或潜在感染可能。④生殖器官肿瘤。⑤生殖器官畸形如中隔子宫、双子宫等。⑥子宫颈内口过松、重度陈旧性子宫颈裂伤或子宫脱垂。⑦严重的全身性疾病。⑧子宫腔＜5.5cm 或＞9.0cm（除外足月分娩后、大月份引产后或放置含铜无支架宫内节育器）。⑨近 3 个月内有月经失调、阴道不规则流血。⑩有铜过敏史者。

3. 手术流产的并发症有：①子宫穿孔；②人工流产综合征；③术中出血；④术后感染；

⑤栓塞；⑥吸宫不全；⑦漏吸；⑧月经失调；⑨子宫颈或子宫腔粘连。

4. 药物避孕的不良反应：①类早孕反应；②月经过少或停经；③突破性出血；④体重增加；⑤色素沉着；⑥其他，如个别妇女服药后出现头痛、复视、乳房胀痛等。

5. 宫内节育器的常见副作用、并发症有：①出血；②腰酸、腹坠；③感染；④宫内节育器脱落；⑤带器妊娠；⑥宫内节育器嵌顿或断裂；⑦节育器异位。

（张　露）

第十九章　妇产科常用护理技术

测 试 题

一、名词解释

1. 坐浴　　2. 会阴擦洗　　3. 阴道上药　　4. 阴道灌洗　　5. 会阴湿热敷

二、选择题

【A₁ 型题】

1. 会阴擦洗的目的不包括
  A. 保持会阴部清洁
  B. 促进会阴部血液循环
  C. 促进会阴部伤口愈合
  D. 预防生殖系统的感染
  E. 预防泌尿系统感染

2. 治疗假丝酵母菌性阴道炎最适宜的灌洗液是
  A. 1：5000 高锰酸钾溶液
  B. 生理盐水
  C. 2.5% 乳酸溶液
  D. 2%～4% 碳酸氢钠溶液
  E. 4% 硼酸溶液

3. 对阴道灌洗操作过程的描述，错误的是
  A. 患者取截石位
  B. 灌肠筒距床沿不超过 70cm
  C. 灌洗液温度为 41～43℃
  D. 备灌洗液 500～1000ml
  E. 灌洗时间持续 20～30min

4. 禁止做阴道灌洗的患者为
  A. 子宫颈癌阴道有活动性出血
  B. 妇科手术前准备
  C. 产后 20 天阴道炎
  D. 子宫颈炎
  E. 阴道炎

5. 对会阴湿热敷的描述，错误的是

  A. 促进局部血液循环
  B. 热敷面积即是病变范围
  C. 湿热纱布上再盖上棉垫以保暖
  D. 外加热水袋可延长更换敷料时间
  E. 使会阴血肿局限

6. 会阴湿热敷的目的不包括
  A. 促进局部血液循环
  B. 增加局部白细胞功能
  C. 使血肿局限
  D. 使局部组织修复
  E. 解除痉挛性疼痛

7. 坐浴的禁忌证不包括
  A. 子宫脱垂
  B. 阴道出血
  C. 孕期
  D. 产后 7 天内
  E. 月经期

【A₂ 型题】

1. 周女士，36 岁，行子宫颈息肉摘除术后，用止血粉棉球压迫止血，错误的措施是
  A. 棉球须带有尾线
  B. 棉球应塞至子宫颈处
  C. 尾线与棉球一并塞入阴道内
  D. 24h 后患者自行取出
  E. 观察阴道出血情况

2. 吴女士，50 岁，子宫颈糜烂样改变 2

年，因阴道接触性出血就诊，宫颈刮片病理回报为：轻度不典型增生。最恰当的处理是

A. 激光治疗

B. 坐浴

C. 手术治疗

D. 阴道灌洗

E. 子宫颈上药

3. 郑女士，28岁，G1P0，自然分娩后3天，会阴侧切切口处红、肿、发硬，压之有稀淡脓液流出，体温38℃，子宫体压痛（－），下列处理不恰当的是

A. 抗炎治疗

B. 会阴冲洗

C. 局部理疗

D. 换药引流

E. 高锰酸钾溶液坐浴

4. 王女士，35岁，左侧外阴肿痛伴发热2天，行走困难就诊。查：左侧大阴唇下方红、肿，触及约3cm×4cm×4cm大小包块，无波动感，拟诊巴氏腺囊肿继发感染，护理措施错误的是

A. 会阴冲洗

B. 局部使用抗生素

C. 协助坐浴

D. 局部冷敷

E. 卧床休息

5. 齐女士，28岁，阴道分泌物增多3天，伴外阴瘙痒。查：阴道可见脓性稀薄分泌物，有臭味。下列治疗方法错误的是

A. 甲硝唑全身治疗

B. 甲硝唑局部用药

C. 0.5％醋酸液冲洗阴道提高疗效

D. 1％乳酸冲洗阴道可提高疗效

E. 碳酸氢钠冲洗阴道可提高疗效

6. 李女士，35岁，感外阴痒、白带多就诊。检查：白带稀薄，泡沫样，阴道壁充血，诊为滴虫阴道炎。护士应选用阴道冲洗的溶液是

A. 1％乳酸

B. 5％碳酸氢钠

C. 1：5000苯扎溴铵

D. 1：5000高锰酸钾

E. 生理盐水

7. 朱女士，43岁，妇女普查时发现子宫颈上皮内瘤变Ⅰ级，医嘱阴道栓剂治疗，护士指导阴道上药的注意事项不准确的是

A. 禁止性生活

B. 患者可自行放置

C. 临睡前放置

D. 上药前须洗净双手

E. 将药物塞入阴道内即可

【A3/A4型题】

（1～2题共用题干）

白女士，43岁，因出现血性白带10天，恐患有癌症来就诊，检查宫颈呈糜烂样改变，糜烂面约占整个子宫颈面积的1/2。

1. 该病例最佳的治疗方法是

A. 阴道灌洗

B. 硝酸银烧灼

C. 冷冻治疗

D. 手术治疗

E. 坐浴治疗

2. 患者接受物理治疗期间，护士为其提供的健康教育内容，应除外

A. 术前应常规做宫颈刮片细胞学检查

B. 手术时间应安排在月经后3～7天内进行

C. 治疗1个月后返回医院复查

D. 治疗期间保持外阴清洁

E. 有急性生殖器炎症者，暂列为禁忌

（3～5题共用题干）

赵女士，23岁，G1P1，子痫前期入院分娩，产后2天，外阴水肿未消退。

3. 局部护理较恰当的操作是

A. 坐浴

B. 会阴冷敷

C. 会阴热敷

D. 阴道灌洗

E. 会阴冲洗

4. 此项操作不需要的器具是

A. 纱布垫

B. 治疗用液体

C. 治疗碗

D. 热源

E. 冲洗橡皮管及冲洗头

5. 此项操作适宜的溶液是

A. 50％硫酸镁溶液

B. 75％乙醇

C. 1％乳酸液

D. 1∶5000 高锰酸钾溶液

E. 4％碳酸氢钠溶液

(6～8 题共用题干)

张女士，40 岁，近 3 日白带增多，伴外阴瘙痒就诊，检查外阴黏膜充血，阴道壁充血，分泌物黄色，中等量，呈稀薄泡沫状，子宫颈充血。

6. 该患者可能的临床诊断是

A. 念珠菌性阴道炎

B. 滴虫阴道炎

C. 萎缩性阴道炎

D. 子宫颈炎

E. 外阴瘙痒症

7. 确诊后对该患者行治疗，治疗措施中错误的是

A. 坐浴

B. 4％碳酸氢钠溶液冲洗阴道

C. 性伴侣同时治疗

D. 甲硝唑栓每晚塞入阴道内

E. 甲硝唑口服

8. 如果进行阴道冲洗操作，护理指导正确的是

A. 治疗期间禁止性生活

B. 冲洗液温度低于体温

C. 月经期坚持冲洗

D. 采用低压冲洗

E. 冲洗后立即放药至阴道

三、简答题

1. 简述会阴擦洗/冲洗的目的。

2. 滴虫阴道炎采取哪种上药方法？有何注意事项？

3. 列举 3 项会阴擦洗/冲洗的注意事项。

4. 妇科手术前为什么要进行阴道灌洗？

5. 列举 5 项阴道灌洗操作的注意事项。

参考答案与解析

一、名词解释

1. 坐浴：是将患者的外阴部直接浸泡于一定温度的药液内，达到辅助治疗或清洁作用的一项护理技术。

2. 会阴擦洗：是利用消毒溶液对会阴、肛门进行清洁、消毒的一项护理技术。

3. 阴道上药：是通过不同手段使药物直接接触到阴道或子宫颈的一项护理技术。

4. 阴道灌洗：是利用消毒溶液对阴道、子宫颈进行清洁、消毒的一项护理技术

5. 会阴湿热敷：是应用热原理和药物的化学反应对病损局部进行治疗的一项护理技术。

二、选择题

A₁ 型题

1. B   2. D   3. E   4. A   5. B   6. E   7. A

A₂ 型题

1. C   2. A   3. E   4. D   5. E   6. A   7. E

A₃/A₄ 型题

1. C   2. C   3. C   4. E   5. A   6. B   7. B   8. A

【解析】

A₁ 型题

4. 子宫颈癌阴道有活动性出血是由于病灶侵及子宫颈间质血管所致。当子宫颈受到癌细胞侵犯后表现为质脆,如果护士使用窥器进行阴道灌洗,有可能导致子宫颈大出血。另外,阴道有出血时进行阴道冲洗有可能造成感染。所以操作前应对患者进行评估。

A₂ 型题

1. 子宫颈棉球上药时,要使用带尾线的棉球。将棉球塞至子宫颈处进行压迫止血,而尾线长度要能够露出阴道口外进行固定,便于患者在上药24h后通过牵拉尾线将棉球从阴道取出。

2. 对于该接触性阴道出血病例的治疗,无论病理结果如何,为预防感染,均不适宜阴道灌洗及坐浴。告知患者保持外阴清洁即可。子宫颈轻度不典型增生的治疗是,随访过程中病变持续2年可行激光治疗。

3. 坐浴虽然可以清洁切口创面,减轻炎症,促进局部组织的恢复,但对于产后3天的产妇,其生殖器官未复旧,子宫颈外口未闭合,如果坐浴,可能会导致产褥感染。

4. 冷敷抑制了局部血液循环,不利于炎症的消散。因此,该病例应选用局部热敷的方法,促进血液循环,增强局部白细胞的吞噬能力,达到消炎、止痛的作用。

7. 护士指导患者进行阴道上药时,应说明最好在睡前或卧床休息时,将药物塞入阴道后穹窿或阴道深处,预防起床时药物脱出,以保证药物局部作用的时间。

A₃/A₄ 型题

3. 热敷通过热及药物的作用增加局部血液循环,改善组织营养,促进组织水肿吸收,对该患者是适宜的。

5. 50%硫酸镁是高渗溶液,具有消炎利肿的作用,因此,用于热敷时,比其他溶液对产妇更具有针对性。

8. 有关阴道冲洗的温度、压力要求较易理解。月经期冲洗阴道易造成逆行感染,因此是错误选项。冲洗后阴道上药虽然可以改善阴道内环境、提高疗效,但最好在睡前冲洗上药。

三、简答题

1. 会阴擦洗的目的是保持会阴及肛门部清洁,促进患者舒适和会阴部伤口的愈合,预防生殖系统、泌尿系统的逆行感染。

2. 采取纳入法。注意事项：①阴道栓剂最好于晚上或休息时上药，以避免起床后脱出，影响治疗效果。②给未婚妇女上药时不用窥器，用长棉棍涂抹或用手指将药片推入阴道。③经期或子宫出血者不宜阴道给药。④用药期间应禁止性生活。

3. ①应随时注意观察患者会阴部及局部伤口情况，包括红肿及分泌物的性状，发现异常及时记录并向医师汇报；②进行会阴冲洗时注意用无菌纱布堵住阴道口，以免污水进入阴道，导致上行感染；③留置导尿管的患者，应注意保持管道通畅，避免脱落或打结；④护理人员每完成一次擦洗后均应清洗双手，然后再护理下一位患者，并注意将有伤口感染者安排在最后擦洗，以避免交叉感染。（列出其中 3 项内容即可）

4. 清洗阴道分泌物，减少阴道细菌数量，达到清洁、消毒阴道及子宫颈的目的，是预防术后感染的重要护理措施。

5. ①未婚妇女可用导尿管冲洗，不能使用阴道窥器。月经期、产后 42 天内及阴道出血者禁止灌洗；②动作要轻柔，灌洗头的弯头应向上，避免刺激后穹窿而引起不适或损伤局部组织引起出血；③灌洗液的温度以 41～43℃ 为宜，温度过低患者会感到不适，温度过高则会烫伤患者；④灌洗筒至床沿的距离不超过 70cm；⑤有些产后 10 天后或妇产科手术 2 周后的患者，冲洗筒的高度距床沿不超过 30cm，避免污物进入子宫腔或损伤阴道残端伤口。

（刘　萍）

第二十章　妇产科常用诊疗手术患者的护理

测 试 题

一、名词解释

1. 剖宫产术　　2. 人工剥离胎盘术　　3. 诊断性刮宫术

二、选择题

【A₁ 型题】

1. 生殖道脱落细胞主要是
   A. 阴道上段的上皮细胞
   B. 子宫颈阴道部的上皮细胞
   C. 子宫输卵管上皮细胞
   D. 腹膜下降形成的上皮细胞
   E. 阴道上段、子宫颈阴道部的上皮细胞

2. 巴氏 5 级分类法中，巴氏 Ⅲ 级是指
   A. 炎症
   B. 癌
   C. 可疑癌
   D. 高度可疑癌
   E. 异常

3. 诊断性宫颈锥形切除术的适应证是
   A. 盆腔炎
   B. 阴道炎
   C. 子宫内膜炎
   D. 子宫颈炎
   E. 子宫颈活检为原位癌

4. 诊断性刮宫的适应证是
   A. 急性生殖道炎症
   B. 异常子宫出血
   C. 亚急性生殖道炎症
   D. 严重全身性疾病
   E. 阴道炎

5. 下列描述人工胎盘剥离术适应证正确的是

   A. 胎儿娩出后 10min，胎盘尚未剥离排出者
   B. 胎儿娩出后 20min，胎盘尚未剥离排出者
   C. 胎儿娩出后 30min，胎盘尚未剥离排出者
   D. 胎儿娩出后 40min，胎盘尚未剥离排出者
   E. 胎儿娩出后 1h 胎盘尚未剥离排出者

6. 最为常用的剖宫产术式是
   A. 子宫下段剖宫产术
   B. 子宫体剖宫产术
   C. 腹膜外剖宫产术
   D. 子宫底部剖宫产术
   E. 子宫颈部剖宫产术

7. 会阴侧切术的角度一般为
   A. 30°
   B. 35°
   C. 40°
   D. 45°
   E. 50°

8. 诊断性刮宫后禁止性生活及盆浴时间是术后
   A. 半个月
   B. 1 个月
   C. 3 个月
   D. 半年

E. 4 个月

9. TBS 描述性诊断的主要内容不包括
    A. 良性细胞学改变
    B. 腺上皮细胞异常
    C. 鳞状上皮细胞异常
    D. 其他恶性肿瘤
    E. 感染

10. 剖宫产术的禁忌证是
    A. 胎盘早剥
    B. 前置胎盘
    C. 头盆不称
    D. 死胎
    E. 胎儿窘迫

11. 剖宫产术术前的护理措施应除外
    A. 嘱产妇手术当日清晨禁食
    B. 密切观察并记录胎心变化
    C. 准备好新生儿急救药品
    D. 将新生儿被服送到手术室
    E. 为缓解产妇焦虑，术前可用强力镇静剂

12. 子宫输卵管造影术术前禁止性生活时间为
    A. 1 天
    B. 2 天
    C. 3 天
    D. 4 天
    E. 5 天

13. 阴道后穹窿穿刺术常用于
    A. 盆腔严重粘连
    B. 卵巢巨大肿块
    C. 临床高度怀疑恶性肿瘤
    D. 异位妊娠准备采用非手术治疗
    E. 异位妊娠疑有腹腔内出血准备采用手术治疗前

14. 输卵管通畅术的适应证是
    A. 要求妊娠
    B. 体温高于 37.5℃
    C. 严重的全身性疾病
    D. 输卵管造影碘过敏者
    E. 输卵管黏膜轻度粘连

15. 确诊输卵管妊娠流产或破裂的方法是
    A. 腹部检查
    B. 妊娠试验
    C. B 超检查
    D. 血常规检查
    E. 阴道后穹窿穿刺

16. 在妇科常用特殊检查中，防癌普查最常用的检查方法是
    A. 双合诊
    B. 阴道分泌物悬滴检查
    C. B 超
    D. 阴道镜检查
    E. 宫颈刮片检查

【A₂ 型题】

1. 初产妇，妊娠 40 周，规律宫缩 8h，子宫口开全，因持续性枕横位，行胎头吸引术助产，应用负压吸引器时，最大负压不应超过
    A. 0.2 kg/m²
    B. 0.4 kg/m²
    C. 0.5 kg/m²
    D. 0.6 kg/m²
    E. 0.8 kg/m²

2. 患者 43 岁，肥胖，有高血压、糖尿病病史，发现子宫肌瘤伴阴道不规则出血 3 年，宫颈涂片病理结果正常，妇科检查：子宫增大如孕 16 周，拟行全子宫切除术，术前应进一步补充的辅助检查有
    A. 分段诊刮
    B. 阴道镜
    C. 后穹窿穿刺
    D. 心脏超声
    E. 阴道涂片

3. 胎头吸引助产时牵引时间不应超过
    A. 15min
    B. 20min
    C. 30min

D. 35min

E. 40min

4. 患者陈女士，34 岁，结婚 5 年未孕，连续 3 个月行基础体温测定双相型，需进一步检查

A. 分段诊断性刮宫

B. 尿常规

C. B 超

D. 输卵管通畅检查

E. 口服促排卵药

5. 会阴后-侧切开缝合术毕，重要的是

A. 清点器械及纱布

B. 常规行肛门检查

C. 阴道检查

D. 消毒皮肤黏膜

E. 应用抗生素

6. 患者 58 岁，绝经 5 年，绝经后无阴道出血，近 1 个月出现阴道不规则出血，量中等，需要做的进一步检查是

A. 分段诊刮

B. CT

C. 腹腔镜

D. B 超

E. 阴道涂片

7. 患者 28 岁，已婚，平素月经规律，接触性出血 3 个月，妇科检查子宫颈呈糜烂样改变，双附件无异常，需要做的进一步检查是

A. 子宫颈细胞学检查

B. B 超

C. 血常规

D. 尿常规

E. 胸部 X 线摄片

8. 患者 46 岁，月经不规律 2 年余，阴道淋漓出血时多时少 1 年，需首先检查的是

A. 诊断性刮宫

B. B 超

C. 尿常规

D. 阴道镜

E. 子宫颈活检

9. 患者 28 岁，主因产后 6 个月，阴道不规则出血 1 个月，B 超提示子宫内口异常回声，曾多次应用药物止血无效，当前首要的处置是

A. B 超

B. 尿常规

C. 诊断性刮宫

D. 继续用止血药

E. 应用抗生素

10. 患者 28 岁，结婚 3 年，性生活正常，未孕，子宫内膜活检显示有排卵，需进一步检查

A. X 线

B. 血常规

C. B 超

D. CT

E. 子宫输卵管造影

11. 28 岁初产妇，妊娠 40 周，子宫口开全，因胎儿偏大，接产时行会阴后-侧切术，切口长度一般为

A. 2～3cm

B. 3～4cm

C. 4～5cm

D. 5～6cm

E. 6～7cm

12. 患者 38 岁，结婚 5 年未孕，需行诊断性刮宫，取子宫内膜活检，指导患者刮宫时间正确的是

A. 月经干净后 3 天

B. 月经干净后 5 天

C. 月经干净后 15 天

D. 月经干净后 1 天

E. 月经来潮前或来月经 12h 内

13. 患者 38 岁，输卵管复通术后 4 个月停经 40 天，阴道不规则出血 8 天，突发下腹痛 3h，妇科检查：后穹隆饱满，子宫颈举痛阳性，需补充的辅助检查是

A. 阴道后穹隆穿刺

B. 宫颈涂片

C. 刮宫

D. 阴道镜

E. CT

14. 孕妇赵某，21岁，G1P0，妊娠34周做骨盆测量，其坐骨结节间径7cm，后矢状径7cm，其足月妊娠分娩时建议采取

A. 自然分娩

B. 会阴侧切

C. 胎头吸引

D. 产钳术

E. 剖宫产

【A₃/A₄型题】

（1～2题共用题干）

患者53岁，有高血压、糖尿病病史，平素月经正常，现阴道不规则出血2个月。盆腔检查：子宫颈光滑，子宫稍大于正常，双附件阴性。

1. 患者应进一步采取的检查措施是

A. 子宫颈涂片

B. 子宫颈活检

C. 阴道镜

D. 分段诊刮

E. 阴道后穹窿穿刺

2. 诊断性刮宫术后护理措施正确的是

A. 术后将刮出组织放入装有固定液的小瓶内送检，并做好记录

B. 诊断性刮宫术没有任何危险，故术前不需准备各种抢救物品及药品

C. 术后1周内禁止性生活

D. 患者不需要复诊

E. 诊断性刮宫术后即可盆浴

（3～5题共用题干）

孕妇，38岁，第一胎，宫内妊娠40周，巨大胎儿，枕后位，胎心率140次/分，骨盆狭窄。

3. 以下处理方法最适宜的是

A. 行剖宫产术

B. 行胎头吸引助产

C. 产钳术助产

D. 催产素静脉滴注

E. 等待自然分娩

4. 行剖宫产手术术后24h护士应指导患者采取何种体位

A. 平卧位

B. 半坐卧位

C. 侧卧位

D. 仰卧位

E. 俯卧位

5. 下列有关剖宫产手术术后采取的护理措施不正确的是

A. 观察子宫收缩及阴道流血情况

B. 观察患者生命体征

C. 保持外阴清洁

D. 做好乳房护理并鼓励母乳喂养

E. 患者必须在术后5天下床活动

（6～8题共用题干）

患者48岁，近半年偶有接触性出血。妇科检查：宫颈呈糜烂样改变，子宫颈刮片为不典型鳞状上皮细胞性质未定。

6. 需要进一步做的检查是

A. 阴道涂片

B. 阴道镜

C. 宫腔镜

D. 腹腔镜

E. 诊断性宫颈锥切术

7. 指导患者行诊断性宫颈锥切术后压迫止血的纱布取出时间是

A. 6h后

B. 12h后

C. 24h后

D. 48h后

E. 72h后

8. 行诊断性宫颈锥切术后指导患者采取的护理措施应除外

A. 术后保持会阴清洁

B. 切除的标本不用送检

C. 1个月内禁盆浴及性生活

D. 指导患者按时取出阴道内所填的纱布

E. 注意观察阴道出血量并记录

C. 立即肌内注射麦角新碱

D. 继续观察1周后再进行处理

E. 再次服用米非司酮及米索前列醇

10. 下列健康教育中错误的是

    A. 无特殊情况15天后复查

    B. 刮宫后禁止盆浴及性生活1周

    C. 药物流产后2周内适当休息,避免重体力劳动

    D. 流产后阴道流血量很多或持续不干净应及时就诊

    E. 流产后可能很快恢复排卵,应采取避孕措施以免再次妊娠

(9～10题共用题干)

某女24岁,妊娠48天服用米非司酮及米索前列醇行药物流产,流产后7天仍有多量阴道流血,考虑为药物流产不全。

9. 首先采取的处理措施是

    A. 及时行刮宫术

    B. 腹部 X 线检查

三、简答题

1. 简述阴道后穹窿穿刺的适应证。
2. 简述会阴切开术的适应证。
3. 简述胎头吸引术的禁忌证。

参考答案与解析

一、名词解释

1. 剖宫产术:剖宫产术是目前临床上常见的产科手术之一,是指经腹切开完整的子宫壁娩出能存活的胎儿及其附属物的手术。

2. 人工剥离胎盘术:人工剥离胎盘术指胎儿娩出后,接产者用手剥离并取出滞留于子宫腔内胎盘的手术。

3. 诊断性刮宫术:简称诊刮,是刮取子宫内膜和内膜病灶行活组织检查,做出病理学诊断。

二、选择题

A₁ 型题

1. E   2. C   3. E   4. B   5. C   6. A   7. D   8. A   9. E

10. D   11. E   12. C   13. E   14. E   15. E   16. E

A₂ 型题

1. D   2. A   3. B   4. D   5. B   6. A   7. A   8. A   9. C

10. E   11. B   12. E   13. A   14. E

A₃/A₄ 型题

1. D   2. A   3. A   4. B   5. E   6. E   7. C   8. B   9. A

10. B

【解析】

A₃/A₄ 型题

1. 分段诊断性刮宫术（分段诊刮术）是确定子宫内膜癌诊断的主要手段，子宫内膜癌是妇科最常见的恶性肿瘤之一，该患者主要症状是不规则阴道出血，伴有高血压及糖尿病病史，这些是子宫内膜癌发生的高危因素，同时通过分段诊刮了解组织学诊断结果。

2. 分段诊刮是诊断宫腔疾病最常采用的方法，怀疑同时有子宫颈管病变时，需对子宫颈管和子宫腔分别进行诊断性刮宫，将刮出组织分别标示，明确病理学诊断。

3. 高龄初产妇、巨大胎儿、骨盆狭窄均符合剖宫产适应证。

4. 剖宫产手术术后 24h 护士应指导患者采取半坐卧位，以利于恶露的排出。

5. 剖宫产的患者术后应指导尽早活动，这样不仅能增加胃肠蠕动，还可预防肠粘连及静脉血栓形成等。

6. 该患者有子宫颈接触性出血，子宫颈刮片为不典型鳞状上皮细胞，为了明确子宫颈病变性质，需进行病理学检查。

9. 药物流产不全可导致大量出血，应及时进行刮宫，清除宫腔内残留物，减少出血。

10. 刮宫术后为了防止发生逆行感染，应保持外阴清洁，术后 2 周禁止盆浴及性生活。

三、简答题

1. 阴道后穹窿穿刺的适应证：①适用于疑有腹腔内出血如宫外妊娠、卵巢黄体破裂。②盆腔内有积液、积脓时，以及盆腔脓肿的穿刺引流及局部注射药物。③各种助孕技术，如在 B 超引导下经阴道后穹窿穿刺取卵。④在 B 超引导下行卵巢子宫内膜异位囊肿或输卵管妊娠部位注药治疗等。

2. 会阴切开术的适应证：①会阴条件差、阴道口狭小，估计胎儿娩出时难免会发生会阴部严重撕裂。②胎儿较大，胎头位置不正，再加上产力不强，胎头被阻于会阴。③子宫口已开全，胎头较低，但胎儿有明显缺氧现象，胎儿的心率发生异常变化并且羊水混浊或混有胎粪。④35 岁以上高龄产妇或合并有心脏病及患有妊娠期高血压疾病等高危妊娠时，为了缩短产程，减少体力消耗，可适时行会阴切开术。⑤借助产钳、胎头吸引助产时。

3. 胎头吸引术的禁忌证：①明显头盆不称，估计胎儿无法从阴道分娩者；②子宫口未开全或胎膜未破，胎头双顶径未达坐骨棘水平者。

（李秀英）

模拟试卷及参考答案

第一套模拟试卷

一、A₁ 型题

1. 关于闭经的分类，不正确的是
   A. 子宫性闭经
   B. 卵巢性闭经
   C. 垂体性闭经
   D. 下丘脑性闭经
   E. 输卵管性闭经

2. 侵蚀性葡萄胎和绒癌最常见的转移部位是
   A. 肺
   B. 脑
   C. 阴道
   D. 盆腔
   E. 肝

3. 关于骨盆的描述，不正确的是
   A. 中骨盆平面横径是指两坐骨棘间的距离
   B. 入口平面前后径是指耻骨联合上缘中点至骶岬上缘中点的距离
   C. 入口平面斜径是指一侧骶髂关节上缘至对侧髂耻隆起的距离
   D. 出口平面横径是指两坐骨结节内缘的距离
   E. 后矢径是指耻骨联合下缘至坐骨结节间径中点的距离

4. 下列关于雌激素的生理功能描述正确的是
   A. 使子宫内膜呈分泌期变化
   B. 使子宫颈黏液变稠
   C. 使阴道上皮细胞糖原减少
   D. 提高子宫肌肉对缩宫素的敏感性
   E. 使排卵后基础体温升高 $0.3 \sim 0.5℃$

5. 关于胎儿的发育，下列不妥的描述是
   A. 8 周末各内脏器官基本形成
   B. 16 周末部分孕妇自觉胎动
   C. 20 周末临床上听到胎心
   D. 28 周末身长约 35cm，体重约 1000g，出生后生活力良好
   E. 40 周末身长约 50cm，体重 3000g 以上，出生后生活力强

6. 有关中晚期妊娠的表现，不正确的是
   A. 半数妇女有早孕反应
   B. 子宫增大使腹部逐渐膨隆
   C. 孕 16 周起自感胎动
   D. 孕 18～20 周起在腹壁听到胎心
   E. 孕 20 周后在腹壁触到胎体

7. 卵巢肿瘤最常见的并发症是
   A. 感染
   B. 蒂扭转
   C. 肿瘤破裂
   D. 肿瘤恶变
   E. 与周围组织粘连

8. 关于胎儿附属物的描述，下列错误的是
   A. 胎盘由底蜕膜、叶状绒毛膜和羊膜构成
   B. 胎膜由平滑绒毛膜和羊膜构成
   C. 妊娠足月胎盘重 500～600g
   D. 脐带平均长 70cm，内有动、静脉各 2 条
   E. 妊娠足月羊水量 1000～1500ml

9. 放置宫内节育器术中及术后的处理措施不正确的是

A. 术中随时观察受术者的情况

B. 告知患者如有出血多、腹痛、发热等情况随时就诊

C. 术后休息 3 天

D. 1 周内禁止性生活

E. 术后于第 1、3、6 个月及 1 年，分别复查一次

10. 妇科腹部手术患者术前备皮范围为

    A. 上至脐部，两侧至腋中线，下达大腿上 1/3

    B. 上至脐部，两侧至腋中线，下达阴阜和大腿上 2/3

    C. 上至剑突下，两侧至腋前线，下达阴阜和大腿上 2/3

    D. 上至剑突下，两侧至腋中线，下达阴阜和大腿上 1/3

    E. 上至剑突下，两侧至腋中线，下达大腿上 2/3

11. 指导产妇可以进行产后锻炼的时间是

    A. 产后第 1 天

    B. 产后第 2 天

    C. 产后第 3 天

    D. 产后第 4 天

    E. 产后第 5 天

12. 早期确诊子宫内膜癌最可靠的方法是

    A. B 超检查

    B. 妇科内诊（双合诊）

    C. 子宫颈活体组织检查

    D. 子宫颈诊刮

    E. 分段诊断性刮宫病理检查

13. 未婚妇女需采用的妇科检查方法是

    A. 阴道窥器检查

    B. 双合诊

    C. 肛门-腹部诊

    D. 三合诊

    E. 阴道镜检查

14. 妊娠期高血压疾病的基本病理变化是

A. 水钠潴留

B. 动脉硬化

C. 心功能失偿

D. 血容量减少

E. 全身小动脉痉挛

15. 萎缩性阴道炎患者进行阴道灌洗时常用的药液是

    A. 1％乳酸

    B. 2％～4％碳酸氢钠溶液

    C. 0.1％苯扎溴铵溶液

    D. 0.1％呋喃西林

    E. 0.9％生理盐水

16. 子宫脱垂的主要原因是

    A. 营养不良

    B. 长期慢性咳嗽

    C. 从事久站体位劳动

    D. 长期久蹲

    E. 分娩损伤

17. 正常的胎心率为

    A. 70～80 次/分

    B. 80～110 次/分

    C. 110～120 次/分

    D. 120～160 次/分

    E. 160～180 次/分

18. 诊刮送检的组织显微镜检查：仅见滋养细胞增生。应考虑为

    A. 流产

    B. 葡萄胎

    C. 异位妊娠

    D. 绒毛膜癌

    E. 侵蚀性葡萄胎

19. 胚胎或胎儿已死亡，滞留在宫腔内尚未自然排出者称为

    A. 先兆流产

    B. 难免流产

    C. 不全流产

    D. 稽留流产

    E. 复发性流产

20. 关于化疗患者的口腔护理，下列错误的是

A. 化疗开始即应指导患者清洁口腔

B. 每天检查口腔 3～4 次，观察是否出现病症

C. 避免食用酸、辣、过冷、过热及粗糙的食物

D. 必要时在进食前后用黏膜麻醉剂及消炎药喷撒创面

E. 口腔有溃疡的患者应立即停止化疗

二、A₂ 型题

1. 某产妇，30 岁。孕 39 周，第 1 胎，妊娠合并心脏病，临产后心功能 Ⅱ 级，在护理措施中，正确的是
   A. 取左侧卧位
   B. 可在室内活动
   C. 常规静脉输液补充营养
   D. 协助医师缩短第二产程
   E. 产后常规注射宫缩剂

2. 某孕妇，孕 40 周，第 1 胎，患妊娠期高血压疾病（轻度），已临产。宫缩痛时大声呼叫。检查子宫口开大 3cm，先露头，S－2，未破膜。在护理措施中，错误的是
   A. 监测血压及自觉症状
   B. 用 0.2% 肥皂水灌肠
   C. 宫缩痛时按摩下腹部
   D. 多安慰、鼓励产妇
   E. 遵医嘱给予镇静剂

3. 子宫内膜异位症多见于 30～40 岁妇女，目前诊断子宫内膜异位症的最可靠的方法是
   A. 诊断性刮宫
   B. B 超
   C. 腹腔镜检查
   D. 妇科检查
   E. 子宫输卵管碘油造影

4. 王女士，27 岁，孕 34 周，突然阴道流血如经量，无腹痛，此时需确诊是否为前置胎盘，应建议进行
   A. 腹部触诊
   B. 阴道检查
   C. B 超检查
   D. 血常规检查
   E. 后穹窿穿刺

5. 某女士，68 岁，子宫 Ⅱ 度脱垂合并阴道前后壁膨出。行阴式子宫全切术加阴道前后壁修补术，术后护理措施正确的是
   A. 术后 3 天行盆浴
   B. 术后进少渣半流食 8 天
   C. 留置尿管 10～14 天
   D. 术后平卧 1 天，次日起半坐卧位
   E. 术后每日测生命体征 2 次至正常

6. 王女士，36 岁，近几天感到外阴瘙痒，白带增多，分泌物呈稀薄泡沫状且有腥臭味。应进一步进行的检查是
   A. 阴道分泌物悬滴检查
   B. 子宫颈刮片
   C. 子宫颈管涂片
   D. 阴道侧壁涂片
   E. 阴道窥器检查

7. 某女士婚后 5 年不孕，为其做功能检查，连续 3 个月每日清晨测得基础体温呈一规则水平线，说明其
   A. 有排卵
   B. 无排卵
   C. 黄体功能不全
   D. 子宫发育不良
   E. 子宫内膜脱落不全

8. 张女士，28 岁，妊娠 34 周，第 1 胎，跌倒后腹部剧烈疼痛，伴少量阴道流血来急诊。血压 90/60mmHg，脉搏 110 次/分，子宫大小如孕 35 周样，腹壁板硬、压痛明显，胎心率 100

131

次/分。估计最可能是

A. 早产

B. 前置胎盘

C. 胎盘早剥

D. 异位妊娠

E. 晚期先兆流产

9. 某女 30 岁，外阴瘙痒伴灼热感 9 天，白带增多，呈泡沫状，灰黄色，质稀薄，有腥臭味，检查：阴道黏膜充血（＋＋），有散在红色斑点。给患者做阴道灌洗选择的溶液应为

A. 0.5％醋酸

B. 4％碳酸氢钠

C. 1：2000 苯扎溴铵

D. 1：5000 高锰酸钾

E. 1：1000 呋喃西林

10. 患者 44 岁，主因经量增多，经期延长 1 年，诊断子宫肌瘤，患者出现月经改变与下述关系最大的是

A. 子宫肌瘤的大小

B. 子宫肌瘤的数目

C. 子宫肌瘤生长的部位

D. 子宫肌瘤伴变性

E. 子宫肌瘤伴感染

11. 患者 30 岁，患急性子宫内膜炎、子宫肌炎，阴道分泌物较多，在护理措施中，错误的是

A. 床边隔离

B. 取侧卧位

C. 保持外阴清洁

D. 勤换衣裤

E. 遵医嘱应用抗生素

12. 患者 26 岁，人工流产后 4 个月未来月经，子宫大于正常，用孕激素治疗无撤退性出血，最可能为

A. 卵巢性闭经

B. 子宫性闭经

C. 垂体性闭经

D. 下丘脑性闭经

E. 妊娠

13. 葡萄胎刮宫后 3 个月出现咯血，阴道不规则出血，妇检子宫如孕 2 个月，质软，双侧卵巢囊性增大，尿妊娠试验阳性，应首先考虑

A. 葡萄胎清宫不全

B. 侵蚀性葡萄胎

C. 绒癌

D. 妊娠

E. 流产

14. 患者 20 岁，未婚，有性生活史，停经 6 周，突发右侧下腹剧痛。尿妊娠试验弱阳性。妇科检查：子宫略大、较软，子宫颈抬举痛，右侧附件区压痛明显、拒按。最可能的诊断是

A. 正常妊娠

B. 先兆流产

C. 前置胎盘

D. 胎盘早剥

E. 异位妊娠

15. 产妇，28 岁，妊娠 40 周，若较长时间取仰卧姿势，则易发生

A. 妊娠期高血压疾病

B. 前置胎盘

C. 胎膜早破

D. 仰卧位低血压综合征

E. 产后出血

16. 患者 25 岁，骑自行车时不慎跌倒致外阴创伤 4h，下列处理不合适的是

A. 出血量多时配血，开通静脉，防治休克

B. 疼痛剧烈者，遵医嘱给予镇静止痛药

C. 外阴小血肿者，给予热敷

D. 创面较大者予以清创，并抗感染治疗

E. 提供心理支持

17. 患者 34 岁，外阴瘙痒，坐卧不安，阴道内白色稠厚豆渣样分泌物增多。首先应考虑的疾病是

A. 萎缩性阴道炎

B. 假丝酵母菌性阴道炎

C. 滴虫阴道炎

D. 慢性子宫颈炎

E. 前庭大腺炎

18. 患者 24 岁，患滴虫阴道炎 1 周，经治疗后现无症状，向患者指导滴虫阴道炎治愈的标准正确的是

A. 复查滴虫为阴性

B. 连续 2 次复查滴虫为阴性

C. 连续 3 次复查滴虫为阴性

D. 连续 4 次复查滴虫为阴性

E. 连续 5 次复查滴虫为阴性

19. 患者 24 岁，孕 1 产 0，葡萄胎清宫术后 1 周，阴道无出血，指导患者出院后定期随访，下列随访内容错误的是

A. 坚持避孕 2 年

B. 适宜用宫内节育器避孕

C. HCG 阴性后每月查一次至半年

D. 半年后每 6 个月复查 1 次直至 2 年

E. 葡萄胎排净后每周查 1 次 HCG 直至阴性

20. 患者，35 岁，妇科检查发现宫颈呈糜烂样改变，宫颈刮片细胞学检查为巴氏Ⅱ级，提示为

A. 正常涂片

B. 炎症

C. 可疑癌症

D. 高度可疑癌症

E. 癌症

21. 患者 23 岁，前庭大腺脓肿并行脓肿切开引流。指导患者坐浴不正确的是

A. 月经期仍然坚持坐浴

B. 液温 40℃左右

C. 每次 20min，每天 2 次

D. 溶液浓度不宜过大

E. 会阴部浸没于溶液中

22. 初产妇，28 岁，行会阴侧切术阴道分娩。产后为避免感染，应采用的护理技术是

A. 50％硫酸镁湿热敷

B. 75％乙醇湿敷

C. 会阴擦洗

D. 阴道上药

E. 阴道灌洗

23. 某产妇，足月产后 3 天，出现下腹痛，体温不高，恶露多，有臭味，子宫底脐上 1 横指，子宫体软，对该患者的护理下列描述错误的是

A. 做好心理护理

B. 加强会阴护理

C. 采取平卧位

D. 观察病情

E. 抬高床头

25. 初产妇，会阴侧切术后 2 日。自觉会阴胀痛，查体见会阴水肿。应首选的护理措施是

A. 50％硫酸镁湿热敷

B. 延迟拆线的时间

C. 阴道灌洗

D. 阴道上药

E. 会阴擦洗

26. 孕妇张某，由于妊娠期高血压疾病应用硫酸镁治疗，在治疗过程中膝腱反射消失，呼吸频率 9 次/分，此患者除立即停药外应给予的药物是

A. 静脉推注 10％葡萄糖酸钙

B. 静脉滴注低分子量右旋糖酐

C. 静脉推注 50％葡萄糖液

D. 静脉滴注 5％葡萄糖液

E. 静脉推注山莨菪碱液

27. 已婚女性，30 岁，停经 60 天后阴道流血 3h，流血量少，少于月经量，患者感下腹疼痛，伴腰部坠胀感。妇科检查：子宫增大，子宫口未开，双附件未触及包块，HCG（＋）。该患者最可能的诊断是

A. 先兆流产

B. 完全流产

C. 不全流产

D. 稽留流产

E. 难免流产

28. 某孕妇，妊娠 35 周，诉有液体突然从阴道流出，无腹痛。行阴道指诊时触不到羊膜囊，上推胎儿先露部有较多液体从阴道流出。该孕妇最可能的诊断是

A. 先兆早产

B. 前置胎盘

C. 胎盘早剥

D. 胎膜早破

E. 正常临产

29. 某孕妇，入院后被诊断为妊娠 37 周，第 1 胎，子痫前期，护士在遵医嘱使用硫酸镁治疗时，应清楚硫酸镁每天的用药总量是

A. 10～15g

B. 16～20g

C. 21～25g

D. 26～30g

E. 31～35g

30. 某孕妇，26 岁，连续 3 年怀孕都是在妊娠 10 周时流产。这种流产属于

A. 复发性流产

B. 先兆流产

C. 难免流产

D. 完全流产

E. 稽留流产

31. 患者 30 岁，平素体健，经阴道分娩一重 4200g 婴儿，胎盘娩出后阴道持续出血，色较暗，有血块，时多时少，查体子宫软。导致其产后出血过多的原因应首先考虑

A. 凝血功能障碍

B. 羊水栓塞

C. 宫缩乏力

D. 会阴裂伤

E. 胎盘残留

32. 患者，28 岁，孕 32 周，妊娠合并糖尿病，胰岛素治疗。清晨 5 时惊醒，心慌，出汗，此时应立即

A. 进食

B. 测体温

C. 测血糖

D. 开放静脉

E. 查尿糖及酮体

33. 33 岁心脏病患者，有心力衰竭史。诊断为心功能 Ⅱ 级，主诉避孕失败，现妊娠 60 天，请求行人工流产术结束妊娠。最合适的终止妊娠时间是

A. 孕满 10 周

B. 孕 12 周前

C. 孕 14 周前

D. 孕 18 周前

E. 孕 20 周前

34. 患者，32 岁，患心脏病，妊娠 38 周，先兆临产，分娩时为防止发生心力衰竭，下列措施正确的是

A. 手术缩短第一产程

B. 胎儿娩出后腹部压沙袋

C. 遵医嘱禁止使用镇静剂

D. 为预防产后出血，肌内注射麦角新碱

E. 分娩后 2h 给予抗生素预防感染

35. 患者，24 岁，孕 40 周，初产妇。第二产程 2.5h，胎盘娩出后，有间歇性阴道流血并有血块排出，量约 500ml。查：子宫轮廓不清。首先应考虑为

A. 凝血机制障碍

B. 阴道静脉破裂

C. 子宫收缩乏力

D. 胎盘残留

E. 子宫颈裂伤

36. 产妇王某，G1P0，孕 40 周，临产入院。宫缩正常，胎心率 140 次/分，头位，双顶径 10cm，先露浮，子宫口扩

张 2cm，对角径 11.5cm，正确处理是

A. 盐酸哌替啶 100mg＋东莨菪碱 30mg 肌内注射

B. 5％葡萄糖液 500ml＋维生素 C 2g 静脉滴注

C. 催产素静脉注射

D. 准备剖宫产

E. 试产

37. 刘女士，30 岁，G2P0，孕 39 周，估计胎儿 3800g，临产 10h 入院，查子宫底剑突下 1 指，枕左前，胎心率 140 次/分，宫缩正常，子宫口开大 4cm，胎头跨耻征阳性，正确处理是

A. 盐酸哌替啶 100mg＋东莨菪碱 30mg 肌内注射

B. 5％葡萄糖液 500ml＋维生素 C 2g 静脉滴注

C. 催产素静脉滴注

D. 等待自然分娩

E. 准备剖宫产

38. 初产妇，35 岁，孕 41 周，临产。足先露，宫缩持续 45s，间隔 3min，胎心率 148 次/分，子宫口未开，胎儿双顶径 10cm，对角径 11cm，最恰当的处理是

A. 子宫口开全行臀助产术

B. 子宫口开全行臀牵引术

C. 催产素静脉滴注

D. 葡萄糖液静脉滴注

E. 剖宫产

39. 郭女士，G1P0，孕 39 周，已临产 10h。枕右前，胎心率 150 次/分，子宫口开大 4cm，2.5h 后子宫口扩张无进展，该产妇最可能的情况是

A. 潜伏期延长

B. 活跃期延长

C. 活跃期停滞

D. 第二产程延长

E. 第二产程停滞

40. 韩女士，21 岁，G1P0，足月临产 14h，子宫口开 7cm，产程进展缓慢，胎心率 140～150 次/分，胎头矢状缝与坐骨棘间径一致，枕骨在母体右侧，S＋1。当前最可能的胎位是

A. 枕右前位

B. 持续性枕右横

C. 持续性枕左后

D. 持续性枕左横

E. 持续性枕右后

41. 患者 30 岁，妊娠足月临产。产程共 30h，胎儿胎盘娩出后，出现间歇性阴道流血并有血凝块，量较多，达 700ml。查体：子宫体柔软，轮廓不清。导致其出血较多最可能的原因是

A. 胎盘剥离不全

B. 凝血功能障碍

C. 子宫收缩乏力

D. 软产道损伤

E. 子宫破裂

42. 患者 28 岁，孕 1 产 0，孕 40 周。急产，胎儿娩出后产妇突然发生呼吸困难、呛咳、发绀，迅速出现呼吸衰竭、休克及昏迷。其目前最可能发生的情况是

A. 子宫破裂

B. 产后虚脱

C. 羊水栓塞

D. 产后出血

E. 子痫

43. 患者 28 岁，孕 3 产 0，孕 42 周。给予缩宫素引产，4h 后产妇诉腹痛难忍。查体：子宫下段压痛明显，腹部出现病理性缩复环。目前首选的护理措施是

A. 停止使用缩宫素

B. 静脉滴注抗生素

C. 陪伴产妇

D. 配血备皮

E. 通知家属

44. 患者 28 岁，孕 4 产 0，孕 39 周，临产后产程进展顺利，自娩一男婴，胎儿娩出后 20min 阴道流血 250ml，行人工剥离胎盘，手入子宫腔后感觉胎盘与子宫壁界限不清，无法剥离。其目前最可能发生的情况是

A. 胎盘剥离不全

B. 胎盘残留

C. 胎盘粘连

D. 胎盘植入

E. 胎盘嵌顿

45. 患者 26 岁，孕 3 产 0，妊娠 39 周。因头盆不称，在硬膜外麻醉下行剖宫产术。胎儿取出后，产妇突感寒战，呼吸困难。BP 100/50mmHg，心率快而弱，肺部听诊有湿啰音，子宫出血不止。其目前最可能发生的情况是

A. 胎盘剥离不全

B. 羊水栓塞

C. 胎膜早破

D. 胎盘植入

E. 子宫破裂

三、A₃/A₄ 型题

（1～3 题共用题干）

某妇女的月经周期可以被描述为 $13\frac{3\sim5}{29}$ 天。

1. 该女性的月经周期是

   A. 24～26 天

   B. 3～5 天

   C. 12 天

   D. 28 天

   E. 29 天

2. 该女性的初潮年龄是

   A. 3～5 岁

   B. 13 岁

   C. 24 岁

   D. 28 岁

   E. 29 岁

3. 该女性的经期是

   A. 3～5 天

   B. 11 天

   C. 13 天

   D. 29 天

   E. 30 天

（4～6 题共用题干）

齐女士，29 岁，13 岁月经初潮，月经周期 28 天，结婚 4 年，有正常性生活，未避孕，至今未受孕，末次月经 2013 年 1 月 21 日。

4. 从理论推算，该患者排卵日应在 2013 年

   A. 1 月 5 日

   B. 1 月 6 日

   C. 1 月 7 日

   D. 1 月 8 日

   E. 1 月 9 日

5. 判断该妇女有无排卵，最简便的检查方法是

   A. 基础体温测定

   B. 子宫内膜活检

   C. 尿孕二醇测定

   D. 血浆 LH 测定

   E. 孕激素试验

6. 该患者确认有排卵，能反映体内受孕激素影响的检查结果是

   A. 子宫颈黏液涂片呈羊齿植物叶状结晶

   B. 子宫颈黏液稀薄、量多、拉丝度长

C. 子宫内膜呈增殖期晚期图像

D. 子宫内膜呈分泌期改变

E. 基础体温为单相

（7～8题共用题干）

孕妇，30岁，孕1产0。现停经8个月。产前检查：子宫高29cm，腹围90cm，胎背位于母体腹部左侧，胎头在耻骨联合上方。

7. 胎心听诊最清楚的部位是

    A. 脐上右侧

    B. 脐上左侧

    C. 脐下右侧

    D. 脐下左侧

    E. 靠脐部

8. 护士听诊胎心后，告诉孕妇胎儿胎心正常，则该胎儿的胎心率所属范围应是

    A. 100～140次/分

    B. 100～160次/分

    C. 120～140次/分

    D. 120～150次/分

    E. 120～160次/分

（9～11题共用题干）

26岁女性，停经11周，1个月前自测尿妊娠试验阳性，恶心、呕吐3周，近1周加重，做B超提示宫内早孕。

9. 与孕妇出现恶心、呕吐等早孕反应有关的激素是

    A. 雌二醇

    B. 雌三醇

    C. 孕激素

    D. 前列腺素

    E. 人绒毛膜促性腺激素

10. 人绒毛膜促性腺激素的分泌量达高峰的时间是妊娠的

    A. 第8～10周

    B. 第16～18周

    C. 第26～28周

    D. 第32～34周

E. 临产时

11. 护士针对呕吐症状对其进行健康指导，下列不正确的是

    A. 告诉孕妇呕吐多数于孕12周后消失

    B. 孕早期出现严重呕吐是生理现象

    C. 出现呕吐时要心情开朗

    D. 有呕吐时应少食多餐

    E. 注意休息及睡眠充足

（12～13题共用题干）

初产妇，妊娠32周，臀位，胎心率145次/分，突然感觉有一股热的液体从阴道涌出，咳嗽时增多。

12. 此产妇最可能的诊断是

    A. 前置胎盘

    B. 胎盘早剥

    C. 先兆早产

    D. 正常临产

    E. 胎膜早破

13. 对该患者的处理正确的是

    A. 增加营养以促使胎肺成熟

    B. 卧床休息，住院待产

    C. 无需给予药物处理

    D. 抬高床头、床尾

    E. 阴道检查

（14～15题共用题干）

李某，30岁，初产妇，产前检查曾被诊断为慢性乙型肝炎。2h前自然临产，护理人员为其进行分娩期护理及健康指导。

14. 关于分娩时的护理措施，下列描述正确的是

    A. 每5min测量一次胎心率

    B. 子宫口开全后立即注射催产素

    C. 子宫口开全后手术助产，缩短第二产程

    D. 胎儿娩出后立即应用肝素，预防DIC

    E. 分娩后鼓励产妇早期开奶行母乳

喂养

15. 为了防止新生儿感染乙肝，下列描述正确的是
    A. 新生儿应隔离 1 周
    B. 新生儿行免疫接种乙肝疫苗
    C. 不宜母乳喂养者行雌激素回奶
    D. 产后不宜再次妊娠者用避孕药避孕
    E. 为培养母子感情尽早进行母婴同室管理

(16～17 题共用题干)

某孕妇，孕 35 周，1 个月前曾患呼吸道感染，治愈。现仍自觉心悸。

16. 下列不支持早期心力衰竭诊断的是
    A. 孕 35 周，合并风湿性心脏病，心悸
    B. 休息时心率超过 110 次/分
    C. 休息时呼吸频率超过 20 次/分
    D. 足踝水肿，休息后消退
    E. 夜间常需起床开窗，呼吸新鲜空气

17. 孕妇现已安全度过 38 周，骨盆检查正常，胎心、胎位正常，不规律宫缩，子宫颈管消失，子宫口开大 2cm，活动时伴心悸、胸闷。其正确的护理措施为
    A. 持续低流量吸氧，平卧位
    B. 严密监护，等待自然临产
    C. 尽早剖宫产终止妊娠
    D. 子宫口开全后助产
    E. 静脉滴注缩宫素引产

(18～20 题共用题干)

患者，42 岁，白带增多伴外阴瘙痒 2 周。妇科检查：外阴皮肤有抓痕，阴道后穹窿处有多量稀薄泡沫状分泌物，阴道黏膜有多处多个散在红色斑点。

18. 该患者最可能的诊断是
    A. 假丝酵母菌性阴道炎
    B. 滴虫阴道炎
    C. 细菌性阴道病
    D. 萎缩性阴道炎
    E. 慢性子宫颈炎

19. 应选择的治疗方法是
    A. 克林霉素 0.3g，每日 2 次，口服，连用 7 天
    B. 甲硝唑 0.4g，每日 2 次，口服，连用 5 天
    C. 硝酸咪康唑栓（达克宁栓剂）放阴道内，连用 7 天
    D. 甲紫（龙胆紫）涂擦阴道，每周 2 次
    E. 尼尔雌醇 2mg，每月 2 次

20. 关于该患者的用药，下列描述正确的是
    A. 上药前应先用酸性溶液阴道冲洗
    B. 上药前应先用碱性溶液阴道冲洗
    C. 用药期间多饮酒，促进药物吸收
    D. 嘱其勿空腹服用，注意胃肠道反应
    E. 症状改善即停药，以免产生耐药性

(21～23 题共用题干)

20 岁未婚少女，17 岁初潮，月经周期不规则，2～3 个月来潮一次，每次经期达 10 余日,量多，无痛经。

21. 本病例最可能的医疗诊断是
    A. 子宫内膜不规则脱落
    B. 子宫颈肥大、功能不足
    C. 黄体萎缩不全
    D. 无排卵型功血
    E. 月经过多

22. 下列支持该诊断的临床表现是
    A. 周期正常，经期延长
    B. 周期短，经期正常
    C. 月经不规则
    D. 闭经 3 个月
    E. 经期伴腹痛

23. 在提供的护理指导中，最恰当的是
    A. 建议行中医药治疗，调整月经周期，恢复排卵
    B. 可继续观察，不用采取任何措施
    C. 饮食营养与该病的发生没有关系
    D. 运动量与该病的发生没有关系
    E. 立即行人工周期治疗

（24～26题共用题干）

某女27岁，停经3个月，不规则阴道流血10天，近日有恶心、呕吐，子宫底高度平脐，未闻及胎心，尿HCG阳性，B超示宫腔内为落雪状图像。

24. 该患者最可能的诊断是
    A. 葡萄胎
    B. 过期流产
    C. 急性羊水过多
    D. 双胎先兆流产
    E. 子宫肌瘤合并妊娠

25. 其处理方法错误的是
    A. 备血输血
    B. 立即清宫
    C. 抗感染治疗
    D. 7天后行二次清宫
    E. 术前肌内注射催产素减少出血

26. 该患者的随访期限最好是
    A. 3个月
    B. 半年
    C. 1年
    D. 2年
    E. 3年

（27～29题共用题干）

患者，41岁，月经量增多，经期延长2年。妇科检查：子宫增大约孕12周大小，质硬，表面凹凸不平，双附件（一）。

27. 该患者最有可能的诊断是
    A. 子宫内膜癌
    B. 子宫肌瘤
    C. 子宫颈癌

    D. 葡萄胎
    E. 功血

28. 为进一步确诊，需做的检查项目是
    A. 三合诊
    B. B超检查
    C. 子宫颈刮片
    D. 分段诊断性刮宫
    E. 子宫颈细胞学检查

29. 该类患者首选的治疗措施是
    A. 化学疗法
    B. 手术治疗
    C. 放射治疗
    D. 中药治疗
    E. 激素治疗

（30～31题共用题干）

患者，26岁，人工流产后2年未再妊娠，痛经进行性加重1年，直肠子宫陷凹有触痛结节。

30. 明确诊断的最佳方法是
    A. B超检查
    B. CA125检测
    C. 腹腔镜检查
    D. 盆腔检查
    E. 剖腹探查

31. 最可能的诊断是
    A. 子宫内膜异位症
    B. Asherman综合征
    C. 继发不孕症
    D. 盆腔炎
    E. 经前期综合征（PMS）

（32～33题共用题干）

患者26岁，剖宫产术后3个月，要求放置宫内节育器。

32. 护士告知患者宫内节育器放置的时间应是
    A. 剖宫产术后6个月
    B. 哺乳期可随时放置
    C. 正常分娩后满6个月

D. 月经干净后 10～17 天

E. 人工流产术结束后即刻且宫腔深度＜14cm 者

33. 宫内节育器放置术后健康指导错误的是

A. 术后应休息 3 天

B. 1 周内避免重体力劳动

C. 2 周内禁止性生活及盆浴

D. 告知受术者保持外阴清洁

E. 术后无任何阴道流血及下腹不适

（34～35 题共用题干）

患者 28 岁，停经 56 天，尿妊娠试验阳性，行人工流产术，术中患者突然诉心慌、头晕、恶心、胸闷及出冷汗。

34. 根据患者情况应首先考虑

A. 羊水栓塞

B. 子宫颈裂伤

C. 空气栓塞

D. 人工流产综合征

E. 子宫穿孔、内出血

35. 下列处理正确的是

A. 手术继续进行

B. 快速扩张子宫颈口

C. 可增加负压吸引压力

D. 立即肌内注射麦角新碱 2mg

E. 停止手术并给予阿托品 1mg 肌内注射

第一套模拟试卷参考答案

一、A₁ 型题

1. E 2. A 3. E 4. D 5. D 6. A 7. B 8. D
9. D 10. D 11. B 12. E 13. C 14. E 15. A 16. E
17. D 18. B 19. D 20. E

二、A₂ 型题

1. D 2. B 3. C 4. C 5. C 6. A 7. B 8. C
9. A 10. C 11. B 12. E 13. B 14. E 15. D 16. C
17. B 18. C 19. B 20. B 21. A 22. C 23. C 24. A
25. A 26. A 27. A 28. D 29. D 30. A 31. C 32. A
33. B 34. B 35. C 36. D 37. E 38. E 39. C 40. B
41. C 42. C 43. A 44. D 45. B

三、A₃/A₄型题

1. E 2. B 3. A 4. C 5. A 6. D 7. D 8. E
9. E 10. A 11. B 12. E 13. B 14. C 15. B 16. D
17. C 18. B 19. B 20. A 21. D 22. C 23. A 24. A
25. E 26. D 27. B 28. B 29. B 30. C 31. A 32. A
33. E 34. D 35. E

第二套模拟试卷

一、A₁型题

1. 关于子宫的解剖下述正确的是
   A. 位于骨盆中央、坐骨棘水平以下
   B. 成年妇女子宫长 9~10cm
   C. 容积约为 10ml
   D. 非孕期子宫峡部长约 1cm
   E. 子宫底与子宫颈相接处为峡部

2. 早孕最早及最重要的症状是
   A. 停经
   B. 早孕反应
   C. 尿频
   D. 乳房胀痛
   E. 性格改变

3. 枕右后位，胎儿枕骨在母体骨盆的
   A. 左前方
   B. 右前方
   C. 左后方
   D. 右后方
   E. 侧位

4. 胎儿娩出后首先的处理是
   A. 新生儿体检
   B. 清理呼吸道
   C. 结扎脐带
   D. 记录出生时间
   E. 新生儿评分

5. 早期妊娠是指
   A. 妊娠第 14 周末以前
   B. 妊娠第 12 周末以前
   C. 妊娠第 10 周末以前
   D. 妊娠第 8 周末以前
   E. 妊娠第 6 周末以前

6. 葡萄胎患者的随访时间为
   A. 3 个月
   B. 6 个月
   C. 1 年
   D. 2 年
   E. 5 年

7. 产妇进入第二产程的重要标志是
   A. 有排便感
   B. 规律性宫缩
   C. 胎膜破裂
   D. 胎先露下降
   E. 子宫口开全

8. 新生儿 Apgar 评分的五项依据是
   A. 心率、呼吸、体重、哭声、皮肤颜色
   B. 心率、呼吸、脐血管充盈度、羊水性状、皮肤颜色
   C. 心率、呼吸、肌张力、皮肤颜色、喉反射
   D. 心率、呼吸、喉反射、哭声、脐血管充盈度
   E. 心率、呼吸、喉反射、皮肤颜色、哭声

9. 控制子痫的首选药物是
   A. 冬眠 1 号
   B. 硫酸镁
   C. 肼屈嗪
   D. 20% 甘露醇
   E. 氢氯噻嗪

10. 复发性流产是指
    A. 2 次流产
    B. 连续 3 次流产
    C. 连续 2 次自然流产
    D. 连续发生 3 次或以上自然流产
    E. 连续 3 次人工流产

11. 妊娠期高血压疾病患者发生抽搐时，首要的护理措施是
    A. 加床档，防止受伤
    B. 加强胎心监护
    C. 观察病情，详细记录
    D. 置患者于安静、暗光的单人病室
    E. 用舌钳固定舌头，防止舌咬伤及

舌后坠，保持呼吸道畅通

12. 月经周期的第 15～28 天是
    A. 月经期
    B. 排卵期
    C. 黄体成熟期
    D. 子宫内膜的增生期
    E. 子宫内膜的分泌期

13. 过期妊娠是指妊娠时间达到或超过
    A. 36 周
    B. 37 周
    C. 39 周
    D. 40 周
    E. 42 周

14. 排卵一般发生在月经来潮前
    A. 7 天左右
    B. 10 天左右
    C. 14 天左右
    D. 20 天左右
    E. 23 天左右

15. 分娩时形成子宫下段的部分是
    A. 子宫体部
    B. 子宫角部
    C. 子宫底部
    D. 子宫峡部
    E. 子宫颈阴道部

16. 子宫肌瘤患者月经过多的决定因素是
    A. 肌瘤是否变性
    B. 肌瘤的大小
    C. 肌瘤的数目
    D. 患者的年龄
    E. 肌瘤生长部位

17. 绒毛膜癌最常见的转移部位是
    A. 脑
    B. 阴道
    C. 肺
    D. 肝
    E. 盆腔

18. 下列可作为紧急避孕的方法是
    A. 避孕套
    B. 放置宫内节育器

C. 服米索前列醇
D. 刮宫术
E. 皮下埋植避孕药

19. 妊娠期高血压疾病患者易发生
    A. 前置胎盘
    B. 胎盘早剥
    C. 子宫破裂
    D. 胎膜早破
    E. 脐带脱垂

20. 产后会阴侧切伤口愈合欠佳，坐浴治疗的适宜时间是产后
    A. 1～24h
    B. 2～4 天
    C. 7～10 天
    D. 11～20 天
    E. 42 天后

21. 前置胎盘的典型临床表现是
    A. 血压升高
    B. 血压下降，贫血
    C. 并发胎儿窘迫
    D. 持续性腹痛伴有阴道流血
    E. 无痛性、无诱因、反复阴道流血

22. 贯穿于整个分娩过程中的分娩机制动作是
    A. 衔接
    B. 下降
    C. 俯屈
    D. 内旋转
    E. 外旋转

23. 骶耻外径的正常值是
    A. 10～11cm
    B. 12～14cm
    C. 15～17cm
    D. 18～20cm
    E. 21～23cm

24. 目前女性生殖器官恶性肿瘤发生率最高的是
    A. 外阴癌
    B. 阴道癌
    C. 子宫颈癌

D. 子宫内膜癌

E. 原发性输卵管癌

25. 流产合并盆腔感染的护理措施中正确的是
   A. 避免交叉感染
   B. 取侧卧位
   C. 注意脉搏变化，每日测脉搏1次
   D. 给高蛋白、高胆固醇饮食
   E. 清洁外阴，坐浴每日2次

26. 使子宫内膜由增生期变为分泌期的激素为
   A. 雌激素
   B. 孕激素
   C. 雄激素
   D. 催乳素
   E. 促卵泡激素

27. 无外阴瘙痒症状的疾病是
   A. 外阴炎
   B. 前庭大腺炎
   C. 滴虫阴道炎
   D. 假丝酵母菌性阴道炎
   E. 萎缩性阴道炎

28. 滴虫阴道炎治愈的标准为
   A. 患者无自觉症状
   B. 分泌物中查不到滴虫
   C. 月经期复查滴虫连续3个月阴性
   D. 月经干净后复查滴虫连续3个月阴性
   E. 月经周期任何时间复查滴虫连续6个月阴性

29. 属于产褥感染的产褥期疾病是
   A. 腹泻
   B. 膀胱炎
   C. 急性乳腺炎
   D. 上呼吸道感染
   E. 急性输卵管炎

30. 胎盘在妊娠后几周末形成
   A. 12周
   B. 14周
   C. 16周

D. 18周

E. 20周

31. 女性生殖器肿瘤死亡率最高的是
   A. 子宫肌瘤
   B. 子宫颈癌
   C. 子宫内膜癌
   D. 恶性卵巢肿瘤
   E. 成熟畸胎瘤

32. 在妇科特殊检查中，用于测定有无排卵的简便方法为
   A. 诊断性刮宫
   B. 基础体温测定
   C. 输卵管通液术
   D. 阴道后穹窿穿刺术
   E. 阴道脱落细胞检查

33. 关于功能失调性子宫出血，错误的是
   A. 妇检生殖器无器质性病变
   B. 无排卵型功血多发生于生育年龄妇女
   C. 无排卵型功血子宫内膜呈现增生期改变
   D. 有排卵型功血多发生于生育年龄妇女
   E. 有排卵型功血子宫内膜呈现分泌期改变

34. 胎体轴与母体纵轴的关系是
   A. 胎方位
   B. 胎产式
   C. 头盆关系
   D. 枕先露与骨盆的关系
   E. 臀先露与骨盆的关系

35. 吸宫术适用于妊娠的周数是
   A. 8周内
   B. 9周内
   C. 10周内
   D. 11周内
   E. 12周内

36. 在孕妇腹壁最早听到胎心音的时间约是

A. 孕 8 周末

B. 孕 12 周末

C. 孕 16 周末

D. 孕 20 周末

E. 孕 24 周末

37. 滴虫阴道炎的典型症状是

    A. 性交痛

    B. 尿频、尿痛、性交痛

    C. 阴道分泌物为稀薄泡沫样

D. 阴道分泌物为干酪样白带

E. 阴道黏膜水肿

38. 筛查早期子宫颈癌的常用方法是

    A. 阴道壁涂片

    B. 子宫颈刮片细胞学检查

    C. 子宫颈管涂片

    D. 局部活组织检查

    E. 诊断性锥切

二、A₂ 型题

1. 张女士，25 岁，妊娠足月，头胎，开始出现规律宫缩，宫缩 5min 一次，被送入待产室，至子宫口开全约需

    A. 8～10h

    B. 11～12h

    C. 12～16h

    D. 16～18h

    E. 20h

2. 李女士，27 岁，停经 45 天，尿 HCG（＋），诊为早孕，其末次月经为 2013 年 5 月 13 日，你作为护士应告知她预产期约在

    A. 2014 年 3 月 1 日

    B. 2014 年 2 月 27 日

    C. 2014 年 2 月 20 日

    D. 2014 年 1 月 15 日

    E. 2014 年 1 月 5 日

3. 某产妇，足月产后 3 天，出现下腹痛，体温不高，恶露多，有臭味，子宫底脐上 1 指，子宫体软，你作为主管护士考虑其最可能的病理是

    A. 子宫内膜炎

    B. 子宫肌炎

    C. 盆腔结缔组织炎

    D. 急性输卵管炎

    E. 腹膜炎

4. 某妇女主诉外阴部瘙痒，护士应建议她

    A. 局部涂抹抗生素软膏

B. 口服抗生素等药物

C. 用碱性溶液清洗外阴

D. 到医院检查

E. 用 1：5000 高锰酸钾溶液坐浴

5. 某患者行葡萄胎刮宫术后 4 个月，血 HCG 明显高于正常，胸部 X 线摄片显示片状阴影，最可能的诊断是

    A. 良性葡萄胎

    B. 绒毛膜癌

    C. 侵蚀性葡萄胎

    D. 宫外妊娠

    E. 结核

6. 杨某，问妇产科李护士如何使用短效口服避孕药，李护士告知她短效口服避孕药开始服第 1 片药物的时间一般为

    A. 月经来潮前 5 天

    B. 月经来潮的第 5 天

    C. 月经来潮的第 10 天

    D. 月经干净后第 5 天

    E. 性生活前 8h

7. 李女士，35 岁，白带增多半年，近来出现性交后出血，妇科检查子宫颈呈糜烂样改变，附件未见异常，为排除子宫颈癌，首选的检查项目是

    A. 阴道分泌物悬滴法检查

    B. 子宫颈活检

    C. 子宫颈碘试验

    D. 子宫颈刮片细胞学检查

E. 子宫腔镜检查

8. 张某为产后 2 个月的哺乳期妇女，护士建议她首选的避孕方法是
   A. 宫内节育器
   B. 安全期避孕
   C. 口服避孕药
   D. 哺乳期可不避孕
   E. 避孕套

9. 王某，女，26 岁，月经周期 38 天，该女士排卵发生的时间大约在月经周期的
   A. 第 13 天
   B. 第 15 天
   C. 第 17 天
   D. 第 19 天
   E. 第 24 天

10. 孕 38 周，突感剧烈腹痛伴有少量阴道流血。检查血压 150/110mmHg，子宫似足月妊娠大小，硬如木板，有压痛，胎心率 90 次/分，胎位不清，最大的可能是
    A. 临产
    B. 早产
    C. 前置胎盘
    D. 胎盘早期剥离
    E. 不完全性子宫破裂

11. 患者 58 岁，已绝经多年，几个月来常有少量不规则阴道流血，来院检查诊断为子宫内膜癌。不是该病特点的是
    A. 生长缓慢
    B. 转移较晚
    C. 绝经后妇女多见
    D. 疼痛出现较早
    E. 预后较好

12. 孕妇妊娠 35 周，前置胎盘，阴道流血不多，全身情况良好，胎心正常，一般采取的治疗原则是
    A. 期待疗法
    B. 立即手术

C. 肥皂水灌肠刺激宫缩
D. 人工破膜引产
E. 催产素滴注引产

13. 陈女士，第 1 胎，孕 39 周，于 10 天前常在夜间出现不规则子宫收缩，半小时前"见红"来院检查。估计该孕妇分娩发动在
    A. 见红当日
    B. 1～2 天内
    C. 3～4 天内
    D. 4～5 天内
    E. 5～6 天内

14. 某基层卫生院，让妇产科护士配备几种妇科检查用物，下列哪项不需要
    A. 无菌手套
    B. 阴道窥器
    C. 骨盆测量器
    D. 宫颈刮板、玻片
    E. 消毒肥皂水和生理盐水

15. 王女士，足月分娩一女婴，Apgar 评分 9 分，出生后第 5 天，护理评估情况异常的是
    A. 体温 36.5℃
    B. 心率 120 次/分
    C. 呼吸频率 30 次/分
    D. 乳腺肿大
    E. 脐部红肿

16. 李女士，36 岁，近几天感到外阴瘙痒，白带增多，呈稀薄泡沫状，且有腥臭味。今来院就诊，护士应建议她做以下哪项检查
    A. 阴道分泌物悬滴法检查
    B. 子宫颈刮片
    C. 子宫颈管涂片
    D. 阴道侧壁涂片
    E. 阴道窥器检查

17. 叶女士，停经 50 天，阴道少量流血伴下腹部隐痛 1 周，近 3 天腹痛加剧，出血量增多。检查：子宫口已

开，子宫如孕 7 周大小，尿妊娠试
验（一）。可能性最大的是
A. 先兆流产
B. 难免流产
C. 不全流产
D. 稽留流产
E. 异位妊娠

18. 陈女士，因子宫破裂，胎儿死亡，
行子宫切除术，术后制订心理调适
的护理措施，哪项不妥
A. 允许产妇诉说内心感受
B. 适当时候向产妇解释胎儿死亡
原因
C. 安排与哺乳产妇同住一室
D. 鼓励家属多陪伴产妇
E. 观察产妇的情绪变化

19. 张女士，因"胎膜早破"入院，检
查：头先露，未入盆，其余正常。
错误的护理措施是
A. 绝对卧床休息，禁灌肠
B. 休息时取半坐卧位
C. 严密观察胎心音
D. 严密观察流出羊水的性状
E. 指导孕妇自测胎动

20. 某孕妇，G1P0，现怀孕 40 周，开
始出现规律宫缩，每次宫缩持续
50s，间歇 2～3min，子宫口扩张
3cm。此时正确的护理措施是
A. 鼓励孕妇每 6h 排尿 1 次
B. 4h 观察宫缩 1 次
C. 1～2h 监测胎心音 1 次
D. 鼓励孕妇绝对卧床休息
E. 每小时进行一次肛诊

21. 25 岁，闭经 9 周，腰痛，阴道流血
多于月经量 1 天，子宫如妊娠 9 周
大小，子宫口有组织物堵塞，子宫
颈无举痛。最恰当的处理是
A. 予以保胎治疗
B. 立即行刮宫术
C. 继续观察

D. 进一步查尿 HCG 明确诊断
E. 给予输液及止血剂

22. 某产妇，第 1 胎，孕 39 周，会阴侧
切娩出一活女婴。产后 3 天，产妇
体温 38.8℃，下腹疼痛，恶露有臭
味，诊断为急性子宫内膜炎、子宫
肌炎。最有效的护理措施为
A. 鼓励产妇多饮水
B. 加强口腔、皮肤清洁
C. 取健侧卧位
D. 输入足量液体
E. 遵医嘱用敏感、足量、高效抗
生素

23. 某产妇，孕 40 周，会阴左侧切分
娩，产后因伤口疼痛不敢哺乳，几
天来乳汁量少，需加代乳品喂养新
生儿，下列哪项不是母乳不足的常
见原因
A. 未有效吸吮
B. 喂奶次数不够
C. 吸吮时间短
D. 姿势不对
E. 婴儿睡眠不足

24. 某产妇，因第二产程延长，经助产
分娩一男婴，体重 3500g。胎盘娩出
后阴道持续出血约 800ml。护理措
施正确的是
A. 不能按摩子宫，以免再出血
B. 检查胎盘胎膜是否完整
C. 会阴垫不用保留
D. 产后 12h 下床活动
E. 预防感染，3 日后开始阴道灌洗

25. 姚某，怀孕 40 周，枕左前位，胎儿
分娩过程中，当胎头下降至阴道口
仰伸时，胎儿双肩进入
A. 骨盆入口左斜径
B. 骨盆入口横径
C. 骨盆入口前后径
D. 中骨盆前后径
E. 中骨盆横径

26. 刘女士，孕 3 产 2，无难产史。妊娠 38 周，数小时前有规律宫缩。急诊检查：子宫颈口开大 4cm，羊膜囊鼓，宫缩 40s/3min，胎心率 140 次/分，枕先露，骨盆正常。最佳护理措施为
    A. 急诊室留观
    B. 立即住院待产
    C. 灌肠促进产程
    D. 破膜后住院待产
    E. 急送产房准备接生

27. 张女士，孕 2 产 0，因停经 52 天阴道出血 1 周，以先兆流产入院。次日，腹痛加剧，阴道流血增多，入厕时见有组织物排出，但阴道出血仍不止，腹痛减轻。其可能的诊断是
    A. 难免流产
    B. 不全流产
    C. 完全流产
    D. 稽留流产
    E. 复发性流产

28. 产妇，25 岁，自然分娩后 1 日，会阴水肿，护士准备行会阴湿热敷护理，应选用的药液是
    A. 75％乙醇
    B. 2％普鲁卡因
    C. 50％硫酸镁
    D. 50％葡萄糖液
    E. 0.02％聚维酮碘（碘伏）

29. 王女士，27 岁，子宫颈黏液分泌减少，而且变得稠厚，此种变化受哪种激素影响
    A. HCG
    B. 催乳素
    C. 雌激素
    D. 孕激素
    E. 雄激素

30. 初产妇，足月临产入院。检查：子宫口已开大 6cm，枕右前位，胎心

正常，其他无异常。以下护理措施中错误的是
    A. 卧床休息
    B. 鼓励进食
    C. 外阴清洁，备皮
    D. 不能自主排尿者给予导尿
    E. 给予温肥皂水灌肠

31. 张女士，26 岁，妊娠 40 周，规律宫缩 8h，子宫口开大 3 指，胎心率 136 次/分，宫缩每 3～4 分钟 1 次，每次持续 30s，产妇精神非常紧张，不断叫嚷"活不成了"。对该产妇首先的护理是
    A. 严密观察产程
    B. 按时听胎心
    C. 做好心理调适
    D. 按时做肛查
    E. 鼓励进食

32. 王女士，初孕妇，孕 34 周，四步触诊结果，于子宫底部触到圆而硬的胎头，在耻骨联合上方触到较软面宽不规则的胎臀，胎背位于母体腹部右前方，胎心音于脐上右侧听到。该孕妇胎方位为
    A. 骶左前
    B. 骶右前
    C. 骶左后
    D. 骶右后
    E. 骶左横

33. 汪女士，妊娠 28 周，产前检查均正常，咨询监护胎儿情况最简单的方法，应指导其采用
    A. 胎心听诊
    B. 自我胎动计数
    C. 测子宫高、腹围
    D. B 超检查
    E. 电子胎心监护

34. 王女士，初产妇，妊娠 39 周住院待产。检查：规律宫缩，枕左前位，胎心率 146 次/分，子宫口开大

3cm。在产程护理措施中错误的是

A. 指导合理进食

B. 休息时取左侧卧位

C. 宫缩时正确用腹压

D. 每隔 1～2h 听一次胎心

E. 鼓励 2～4h 排尿一次

35. 某孕妇，第 1 胎，妊娠 39 周来院检查，医生告之临产先兆，收住院。最可靠的依据是

A. 宫缩强度增加

B. 胎儿下降感

C. 见红

D. 上腹部舒适感

E. 尿频

36. 某产妇，G2P1，孕 35 周，前次分娩因急产，胎儿坠地后死亡。下列护理要点哪项不正确

A. 必要时提前住院待产

B. 卧床休息时最好左侧卧位

C. 临产后静脉滴注缩宫素，加强宫缩

D. 新生儿按医嘱给止血剂

E. 产后应观察出血量

37. 初产妇，剖宫产分娩，产后乳汁少。以下鼓励母乳喂养的护理措施中哪项不对

A. 母婴同室

B. 多进营养丰富的汤汁饮食

C. 两次哺乳间给婴儿加少量糖水

D. 增加哺乳次数

E. 精神愉快、睡眠充足

38. 李女士接受产褥期保健知识宣教后，向护士复述的内容中，错误的是

A. 饮食营养丰富、易消化

B. 产后 10h 内排尿

C. 产后 24h 可下床活动

D. 经常擦浴，勤换衣裤

E. 卧室清洁，注意通风

39. 初产妇，顺产，产后第 14 天，子宫复旧情况哪项不正常

A. 耻骨联合上方可触及子宫底

B. 白色恶露

C. 子宫颈内口关闭

D. 子宫颈外口呈 "一" 形

E. 子宫内膜尚未充分修复

40. 解女士，25 岁，妊娠 39 周，于 2：30 正常分娩。6：40 患者主诉下腹胀痛。视诊：下腹膀胱区隆起；叩诊：耻骨联合上鼓音。患者存在的护理问题是

A. 分娩后疼痛

B. 体液过多

C. 排尿异常

D. 尿潴留

E. 有子宫内膜感染的可能

41. 某产妇，26 岁，第 1 胎，足月临产 14h，肛查：子宫口开全，胎膜已破，胎方位正常，头先露，双顶径达坐骨棘水平，胎心音正常。在处理中首先考虑

A. 陪伴在产妇身旁，指导使用腹压

B. 观察胎头是否已达到阴道口

C. 准备接产包

D. 消毒外阴

E. 洗手准备

42. 王女士，50 岁，不规则阴道流血、流液半年。检查：子宫颈为菜花样组织，子宫体大小正常，活动差，考虑为子宫颈癌。应做哪项检查

A. 子宫颈刮片细胞学检查

B. 阴道镜检查

C. 分段诊刮

D. 子宫颈和子宫颈管活组织检查

E. 碘试验

三、A₃/A₄ 型题

（1～3 题共用题干）

李女士，足月分娩一重度窒息男婴，经抢救后复苏。产妇娩出胎盘后，阴道出血呈间歇性，约 600ml，色暗红。检查：子宫软，按摩后子宫变硬，阴道出血量明显减少。

1. 该产妇产后出血的主要原因是
   A. 产后宫缩乏力
   B. 胎盘胎膜滞留
   C. 子宫颈裂伤
   D. 会阴、阴道裂伤
   E. 凝血功能障碍

2. 以上病例在新生儿窒息的抢救中，错误的是
   A. 新生儿置于抢救台，取侧卧位
   B. 气管插管，吸净黏液
   C. 加压供氧
   D. 自动呼吸后，改一般供氧
   E. 脐静脉给药纠正酸中毒

3. 以上新生儿窒息复苏后，为防止再窒息，错误的护理措施是
   A. 保持安静，继续保暖
   B. 每天进行沐浴
   C. 治疗与护理集中进行
   D. 观察新生儿面色、呼吸
   E. 适当延期哺乳

（4～6 题共用题干）

王女士，24 岁，G3P1，平常月经规律，现停经 40 天，阴道出血 2 天，突发腹痛，伴恶心、呕吐、晕厥就诊。检查：体温正常，P 120 次/分，BP 80/50mmHg，面色苍白，表情痛苦。双合诊：后穹窿饱满，子宫颈举痛明显，子宫未检清，左侧子宫旁有触痛。

4. 根据患者情况，对该患者进一步确诊最适宜的方法是
   A. 妊娠试验
   B. 超声检查
   C. 血常规检查
   D. 腹腔镜检查

E. 阴道后穹窿穿刺术

5. 对该患者护理措施错误的是
   A. 配合抢救
   B. 做好常规阴道手术准备
   C. 注意保暖
   D. 给氧吸入
   E. 抽血配血

6. 对该孕妇产史的描述，正确的是
   A. 3 次流产史，无生育史
   B. 2 次流产史，无生育史
   C. 2 次流产史，1 次生育史
   D. 1 次流产史，无生育史
   E. 1 次流产史，1 次生育史

（7～9 题共用题干）

患者 29 岁。主诉突然右下腹剧烈疼痛伴随有阴道点滴出血半天，急诊入院。追问病史，停经 40 天，结婚 5 年，夫妇同居，未避孕，从未怀孕过。查 BP 100/50mmHg，白细胞总数 $8 \times 10^9/L$，中性粒细胞 0.7。妇科检查：阴道内有少许暗红色血，子宫颈抬举痛明显，后穹窿饱满，子宫触诊不满意。

7. 诊断可能性最大的是
   A. 先兆流产
   B. 难免流产
   C. 妊娠输卵管破裂
   D. 阑尾炎
   E. 过期流产

8. 该患者确诊的主要方法是
   A. 妊娠试验
   B. 查血红蛋白
   C. 子宫颈黏液检查
   D. 后穹窿穿刺
   E. 腹部检查

9. 该患者护理中，错误的是
   A. 严密观察血压、脉搏、呼吸
   B. 患者立即取半坐卧位
   C. 观察体温变化
   D. 立即输液，做好输血准备

E. 立即行灌肠术前准备

（10～12 题共用题干）

某产妇，第 2 胎，26 岁，孕足月，诊断为混合臀先露，骨盆外测量：24－27－20－9；肛查：子宫颈管消失，触及羊膜囊，宫缩 30～40s/5～6min，规律。

10. 该产妇骨盆诊断为
    A. 均小骨盆
    B. 扁平骨盆
    C. 正常骨盆
    D. 横径狭窄骨盆
    E. 漏斗骨盆

11. 哪项护理措施是正确的
    A. 产妇可自由下床活动
    B. 给予灌肠加速产程
    C. 多做肛查，了解产程进展
    D. 胎膜破裂立即听胎心
    E. 阴道口见胎足立即消毒牵引

12. 如从阴道分娩，当胎儿脐部娩出后，胎头宜在
    A. 20min 内娩出
    B. 18min 内娩出
    C. 15min 内娩出
    D. 10min 内娩出
    E. 8min 内娩出

（13～16 题共用题干）

王某，28 岁，未产妇，诉说平素月经规律，月经周期 28 天，每次持续 3～4 天。其末次月经是 2 月 11 日，距今已有 8 周，现患者感觉疲乏，乳房触痛明显。

13. 除以上体征外，护士若考虑该孕妇怀孕，其另外的可能症状是
    A. 妊娠纹
    B. 胎动感
    C. 恶心
    D. 妊娠斑
    E. 频繁呕吐

14. 化验报告提示尿妊娠试验（＋），此化验的原理是查体内的
    A. 缩宫素水平
    B. 孕酮水平
    C. 雌激素水平
    D. 人绒毛膜促性腺激素水平
    E. 黄体生成素水平

15. 为了进一步确诊其是否怀孕，下列可以提供确诊依据的检查是
    A. 听诊器听胎心
    B. 胎动
    C. 放射检查胎儿脊柱轮廓
    D. B 超显示胎心搏动
    E. 检查血中激素水平

16. 该孕妇的预产期是
    A. 10 月 18 日
    B. 11 月 5 日
    C. 11 月 18 日
    D. 12 月 5 日
    E. 12 月 18 日

（17～18 题共用题干）

孕妇王某，目前孕 8 周，出现阴道流血就诊，自诉流血量逐渐增多，且有阵发性腹痛，妇科检查发现子宫大小与停经周数相符，子宫颈口已扩张，但组织尚未排出。

17. 该孕妇可被诊断为
    A. 自然流产
    B. 不全流产
    C. 完全流产
    D. 稽留流产
    E. 难免流产

18. 对该孕妇的首要处理措施是
    A. 促使胚胎及胎盘组织完全排出
    B. 积极推荐保胎药物
    C. 静脉滴注抗生素
    D. 进行染色体检查
    E. 不需特殊处理

（19～20 题共用题干）

56 岁妇女，绝经 8 年出现阴道不规则流

血。妇检：子宫颈光滑，阴道黏膜菲薄，子宫体稍大，软，活动好，附件（一）。

19. 初步诊断子宫体癌，最支持诊断的体征为

A. 56 岁

B. 绝经后再出现阴道不规则流血

C. 子宫体大、软

D. 阴道黏膜菲薄

E. 子宫颈光滑

20. 为进一步确诊，护士告知患者需做的检查项目是

A. 细致的双合诊

B. 三合诊

C. 分段诊刮

D. 子宫颈刮片

E. 子宫颈细胞学检查

第二套模拟试卷参考答案

一、A₁ 型题

1. D	2. A	3. D	4. B	5. B	6. D	7. E	8. C
9. B	10. D	11. E	12. E	13. E	14. C	15. D	16. E
17. C	18. B	19. B	20. C	21. E	22. B	23. D	24. C
25. A	26. B	27. B	28. D	29. E	30. A	31. D	32. B
33. B	34. B	35. C	36. D	37. C	38. B		

二、A₂ 型题

1. B	2. C	3. A	4. D	5. C	6. B	7. D	8. E
9. E	10. D	11. D	12. A	13. B	14. C	15. E	16. A
17. B	18. C	19. B	20. C	21. B	22. E	23. E	24. B
25. A	26. B	27. B	28. C	29. D	30. E	31. C	32. B
33. B	34. C	35. C	36. C	37. C	38. B	39. A	40. D
41. A	42. D						

三、A₃/A₄ 型题

1. A	2. A	3. B	4. B	5. B	6. C	7. C	8. D
9. E	10. C	11. D	12. E	13. C	14. D	15. D	16. C
17. E	18. A	19. B	20. C				

第三套模拟试卷

一、A₁型题

1. 骨盆的组成是
   A. 尾骨、骶骨、左右两块髋骨
   B. 骶骨、坐骨、左右两块髂骨
   C. 尾骨、耻骨、左右两块髋骨
   D. 尾骨、骶骨、左右两块髂骨
   E. 坐骨、耻骨、左右两块髋骨

2. 有关女性生殖系统解剖，下述哪项是错误的
   A. 卵巢动脉出自髂内动脉
   B. 正常成人子宫颈与子宫体的比例是1：2
   C. 输尿管在距离子宫颈水平2cm处与子宫动脉交叉
   D. 正常子宫腔容量约5ml，大小为7cm×5cm×3cm
   E. 卵巢的功能是产生卵子和激素

3. 支持子宫正常位置主要依靠
   A. 盆底组织支托
   B. 腹直肌收缩
   C. 主韧带的支托
   D. 膀胱直肠的支托
   E. 韧带及盆底组织支托

4. 下列哪项不是雌激素的作用
   A. 使子宫内膜呈增生样改变
   B. 使子宫颈黏液变稀薄，拉丝状
   C. 使阴道上皮角化、成熟
   D. 促使水钠排泄
   E. 使乳腺小管上皮增生

5. 若卵子未受精，则黄体开始萎缩的时间在排卵后
   A. 5～6天
   B. 7～8天
   C. 9～10天
   D. 11～12天
   E. 13～14天

6. 有关正常月经，下述错误的是
   A. 初潮是指第一次月经来潮
   B. 经期是指每次月经持续的天数
   C. 月经周期是指本次月经干净到下次月经来潮的天数
   D. 经期一般为3～7天
   E. 月经周期一般为28～30天

7. 女性卵巢功能成熟、生育能力旺盛的时期是
   A. 幼年期
   B. 青春期
   C. 性成熟期
   D. 围绝经期
   E. 老年期

8. 目前对于月经周期正常规律的妇女，最简单易行而且最常用的推算预产期的依据是
   A. 末次月经干净之日
   B. 末次月经开始之日
   C. 初觉胎动时间
   D. 早孕反应开始的时间
   E. 胎儿大小和子宫底高度

9. 下列哪项不属于早期妊娠的临床表现
   A. 体重增加
   B. 停经
   C. 尿频
   D. 乳房胀痛
   E. 蒙氏结节

10. 胎产式是
    A. 胎儿纵轴与母体骨盆的关系
    B. 胎儿纵轴与母体纵轴的关系
    C. 胎儿先露部与母体纵轴的关系
    D. 胎儿先露部与母体骨盆轴的关系
    E. 胎儿在母体内的姿势

11. 有关孕期检查的四步触诊法，下列错误的是
    A. 可以了解子宫的大小、胎先露、

胎方位等情况

　　B. 第一步是双手置于子宫底部了解子宫底高度，并判断是胎头还是胎臀

　　C. 第二步是双手分别置于腹部两侧，辨别胎背及胎肢的方向

　　D. 第三步是双手置于耻骨联合上方，判断先露部为头还是臀

　　E. 第四步是双手向骨盆入口方向插入，进一步检查先露部，并确定入盆程度

12. 关于孕期保健，下列叙述错误的是
　　A. 妊娠期衣服应以宽松为宜
　　B. 妊娠中、晚期提倡淋浴
　　C. 散步是孕妇最好的运动方法
　　D. 妊娠期间应禁止性生活
　　E. 认真做好产前检查

13. 下列关于胎盘的构成正确的是
　　A. 羊膜、叶状绒毛膜、包蜕膜
　　B. 羊膜、平滑绒毛膜、底蜕膜
　　C. 羊膜、叶状绒毛膜、底蜕膜
　　D. 胎膜、平滑绒毛膜、包蜕膜
　　E. 胎膜、叶状绒毛膜、底蜕膜

14. 关于胎儿的发育，不妥的描述是
　　A. 8周末各内脏器官基本形成
　　B. 16周末部分孕妇自觉胎动
　　C. 20周末临床上听到胎心
　　D. 28周末身长约35cm，体重约1000g，出生后生活力良好
　　E. 40周末身长约50cm，体重3000g以上，出生后生活力强

15. 早期妊娠诊断辅助检查不包括
　　A. 妊娠试验
　　B. 超声试验
　　C. 雌激素水平测定
　　D. 黄体酮测定
　　E. 基础体温测定

16. 第一产程的时间，正常初产妇为
　　A. 5～6h
　　B. 6～8h

　　C. 9～10h
　　D. 11～12h
　　E. 12～16h

17. 临产观察先露下降程度的标志是
　　A. 耻骨弓
　　B. 骶尾关节
　　C. 坐骨结节水平
　　D. 坐骨棘水平
　　E. 骶骨岬

18. 下列不属于产后2h在产房内急需观察的内容是
　　A. 子宫收缩
　　B. 子宫底高度
　　C. 膀胱充盈情况
　　D. 会阴、阴道有无血肿
　　E. 新生儿喂养情况

19. 第三产程对胎盘、胎膜的处理，下列错误的是
　　A. 平铺胎盘，看胎盘母体面小叶有无缺损
　　B. 提起胎盘，看胎膜是否完整
　　C. 看胎儿面边缘有无断裂的血管
　　D. 疑有少许小块胎膜残留，立即手入宫腔取出
　　E. 疑有副胎盘或部分胎盘残留可手入宫腔取出

20. 确定进入第二产程最重要的表现是
　　A. 胎膜已破
　　B. 宫缩频而强
　　C. 肛门稍松弛
　　D. 产妇屏气用力
　　E. 肛查子宫口开全

21. 关于流产合并感染的护理，错误的是
　　A. 取平卧位休息
　　B. 遵医嘱应用抗生素
　　C. 给予营养丰富、易消化饮食
　　D. 严密观察生命体征、腹痛及阴道排出物情况
　　E. 保持外阴清洁

153

22. 先兆子宫破裂与重型胎盘早剥所共有的临床表现是
    A. 剧烈腹痛
    B. 子宫呈葫芦形
    C. 伴有头盆不称
    D. 均有外伤史
    E. 伴有阴道大量流血

23. 新生儿窒息时，首先要进行的处置是
    A. 清理呼吸道
    B. 吸氧
    C. 口对口人工呼吸
    D. 脐静脉推注碳酸氢钠
    E. 脐静脉推注肾上腺素

24. 因子宫收缩乏力引起的产后出血，首选的止血措施是
    A. 按摩子宫
    B. 给予止血药
    C. 子宫次全切
    D. 结扎盆腔血管止血
    E. 无菌纱布填塞子宫腔

25. 妊娠合并心脏病，在分娩期使用抗生素的原则是
    A. 无感染征象不一定用抗生素
    B. 有胎膜早破时为预防感染才需给抗生素
    C. 有感染征象时才给予抗生素
    D. 产程开始应给抗生素，维持至产后1周预防亚急性心内膜炎
    E. 临床后开始给抗生素持续24h

26. 为预防心脏病患者妊娠期心力衰竭，以下哪项是不适当的
    A. 孕妇要有充足的休息和睡眠
    B. 避免情绪激动
    C. 预防感冒和感染

D. 给予铁剂
E. 口服洋地黄类药物

27. 给孕妇做糖筛查试验，口服葡萄糖的量是
    A. 30g
    B. 40g
    C. 50g
    D. 60g
    E. 75g

28. 关于功血，错误的是
    A. 调节生殖的神经内分泌机制失常引起的子宫出血
    B. 全身及生殖器官无器质性病变
    C. 可发生于月经初潮至绝经前的任何年龄
    D. 分为无排卵型和有排卵型功血两类
    E. 如不及时治疗极易恶变为子宫内膜癌

29. 妇科下腹部手术患者的术前护理错误的是
    A. 手术消毒范围上界至脐下下界为耻骨联合至腋中线
    B. 消毒从手术中心至两侧再向上下部
    C. 消毒液最后消毒脐孔及周围皮肤
    D. 术前一日肥皂水灌肠1～2次
    E. 术前一日进行皮肤准备

30. 避孕方法中，失败率较高的是
    A. 利用安全期避孕
    B. 使用阴道隔膜
    C. 使用避孕套
    D. 放置宫内节育器
    E. 口服避孕药

二、A₂型题

1. 一少女骑自行车不慎摔倒，伤及外阴部位，如出现外阴血肿，最易发生的

部位是
A. 阴蒂

B. 尿道口

C. 大阴唇

D. 阴阜

E. 阴道前庭

2. 王某 28 岁，月经一直正常，现子宫颈黏液检查为典型的羊齿状结晶，你推测现在为

A. 月经前期

B. 月经期

C. 接近排卵期

D. 排卵后

E. 已妊娠

3. 患者，24 岁，停经 45 天，为了确诊其是否妊娠，快速准确的检查方法是

A. 妊娠试验

B. 黄体酮试验

C. 基础体温测定

D. 超声检查

E. 子宫颈黏液检查

4. 某妇女 29 岁，于 3 年前经阴道自然分娩一健康男婴，现进行妇科查体，其子宫颈正常，则形状应该是

A. 圆形

B. 横椭圆形

C. 横裂状

D. 纵椭圆形

E. 梯形

5. 某健康妇女，处于站立位置时，正常情况下其骨盆倾斜度应该是

A. 40°

B. 50°

C. 60°

D. 70°

E. 80°

6. 某妇女，28 岁，平素月经规律，26～28 天一次，每次持续 4 天，其月经第一天是 10 月 1 日，今天是 10 月 10 日，那么，她的子宫内膜变化处于

A. 月经期

B. 增生期

C. 分泌期

D. 月经前期

E. 初潮期

7. 某妇女，50 岁，6 个月前开始月经紊乱，并且出现潮热、潮红症状，情绪易于激动，那么，她可能处在生命中的

A. 青春期

B. 生育期

C. 性成熟期

D. 围绝经期

E. 老年期

8. 孕妇妊娠 38 周，骨盆外测量结果是：髂棘间径 24cm，骶耻外径 18.5cm，坐骨结节间径 7.5cm。还应做何项检查

A. 测出口后矢状径

B. 测对角径

C. 测粗隆间径

D. 测坐骨棘间径

E. 测髂嵴间径

9. 李某，初孕妇，孕 36 周，四步触诊结果：于子宫底部触到圆而硬的胎头，在耻骨联合上方触到较软而宽不规则的胎臀，胎背位于母体腹部右前方。胎心音于脐上右侧听到。则胎方位为

A. 骶左前

B. 骶右前

C. 骶左后

D. 枕右前

E. 枕左前

10. 某孕妇现孕 30 周，长时间仰卧后，出现血压下降表现，主要原因是

A. 呼吸增快

B. 脉压增大

C. 脉压减少

D. 回心血量增加

E. 回心血量减少

11. 某产妇，产后 10h 仍不能自行排尿，

子宫底脐上，子宫底下方可扪及囊性包块，表明有尿潴留，下列哪项处理不妥

A. 热水袋热敷下腹部

B. 针刺关元穴

C. 肌内注射新斯的明

D. 帮助其下床排尿

E. 首先导尿

12. 李女士，已婚，停经 59 天，突然下腹部剧烈疼痛来急诊。测量血压：80/60mmHg。经检查诊断为异位妊娠。准备立即手术治疗，在术前的护理措施中，错误的为

A. 吸氧

B. 取平卧位

C. 输血

D. 肥皂水灌肠

E. 让患者签手术单

13. 张女士，29 岁，孕 1 产 0，停经 43 周，既往月经规则，对该孕妇不恰当的护理是

A. 左侧卧位休息

B. 氧气吸入

C. 监测胎心、胎动

D. 介绍引产方法

E. 不需处理，等待自然分娩

14. 李女士，怀孕 36 周，第 1 胎。昨晚突然阴道出血，出血量约 400ml，无腹痛。检查：血压 100/60mmHg，子宫底高度与孕月相符，腹软无压痛，胎位清楚，胎心率 110 次/分。对该患者护理措施中哪项不妥

A. 嘱患者卧床休息

B. 做好床边生活护理

C. 吸氧

D. 按时肛查，了解先露下降情况

E. 监测生命体征

15. 产妇，32 岁，G1P0，妊娠 38 周，有先天性心脏病（室间隔缺损）病史，妊娠后期心功能 Ⅲ 级。经剖宫

产术分娩一女婴。对该产妇产后处理中下列哪项是错误的

A. 严密观察，因产后 24h 内易发生心力衰竭

B. 腹部置沙袋 12~24h

C. 给予抗生素预防感染

D. 母婴同室，按需哺乳

E. 多卧床，少活动

16. 产妇，因子宫收缩过强，出现急产，对于其新生儿正确的护理措施是

A. 早吸吮

B. 出生后半小时内喂葡萄糖水

C. 按医嘱给维生素 K_1 10mg 肌内注射

D. 与母亲皮肤接触

E. 新生儿抚触

17. 患者 30 岁，妊娠 38 周，臀位，住院待产，床边排尿时突感有羊水持续性地从阴道流出。此时对患者采取的护理措施不恰当的是

A. 及时听取胎心

B. 协助去 B 超室检查

C. 观察羊水性状

D. 记录破膜时间

E. 嘱孕妇绝对卧床休息，左侧卧位，抬高臀部

18. 患者 30 岁，G1P0，停经 35 周，双胎妊娠，分娩过程中第 2 个胎儿娩出后，阴道出血约 500ml。检查见胎盘、胎膜完整，子宫时软时硬，轮廓不清，血色暗红，患者面色苍白，神志淡漠，血压下降。应首先采取的护理措施是

A. 协助医生刮出残留胎盘

B. 缝合软产道

C. 遵医嘱给予抗凝药物

D. 配合医生人工剥离胎盘

E. 按摩子宫，同时注射缩宫素

19. 一产妇，因会阴切口疼痛、红肿硬结，有较多的脓性分泌物，不能坐

起有效哺乳而焦虑、哭泣。下列哪
项护理措施无关
A. 倾听患者对疼痛的心理感受
B. 让产妇下肢抬高
C. 指导产妇向会阴侧切的对侧卧位
D. 指导产妇侧卧位哺乳法
E. 耐心向产妇解释疼痛的原因

20. 一名产妇行会阴切开术娩出一女婴，术后第2天查体发现伤口肿胀、疼痛，可用以局部湿敷的是
A. 60%乙醇
B. 75%乙醇
C. 75%硫酸镁溶液
D. 50%硫酸镁溶液
E. 25%硫酸镁溶液

21. 产妇28岁，产钳助产，产后4天，自述发热，下腹微痛。查体：体温38℃，双乳微胀，无明显压痛，子宫脐下2指，轻压痛，恶露多而浑浊，有臭味。该患者应采取何种体位
A. 左侧卧位
B. 仰卧位
C. 膀胱截石位
D. 站立位
E. 半坐卧位

22. 一孕妇临产8h，子宫口开全，因羊水Ⅱ度污染，借助胎头吸引器娩出新生儿，生后1分钟Apgar评分3分，此时首要措施应是
A. 口对口人工呼吸
B. 面罩吸氧
C. 保暖，气管插管吸出羊水和黏液
D. 脐静脉注射5%碳酸氢钠液
E. 刺激啼哭

23. 陈某，G1P1，本次孕39⁺⁵周，因头盆不称行剖宫产术。术后的护理措施错误的是
A. 去枕平卧6～12h，以后半坐卧位
B. 术后当日可进食水

C. 手术第2天进流食
D. 观察宫缩、阴道流血情况
E. 观察腹部切口愈合情况

24. 某产妇26岁，在产程中出现协调性子宫收缩乏力，最恰当的处理措施是
A. 给予镇静剂
B. 静脉滴注缩宫素
C. 灌肠
D. 顺其自然，直至分娩
E. 剖宫产

25. 某初产妇，宫缩过强，胎儿娩出迅速，新生儿体重4000g，产后阴道流血较多，为持续性，色鲜红，能凝固。出血原因最可能是
A. 胎盘剥离不全
B. 胎盘植入
C. 软产道裂伤
D. 产后宫缩乏力
E. 凝血功能障碍

26. 初产妇，孕35周，因有液体从阴道流出入院。查体无腹痛，肛诊时触不到羊膜囊，上推胎儿先露部可见到流液量增多。该患者应考虑为
A. 胎儿窘迫
B. 胎膜早破
C. 前置胎盘
D. 胎盘早剥
E. 临产

27. 患者32岁，妊娠31周，少量阴道流血，有3次早产史，主要处理为
A. 抑制宫缩，促进胎儿肺成熟
B. 氧气吸入，给予止血剂
C. 注意休息，并给予镇静剂
D. 任其自然
E. 左侧卧位

28. 患者28岁，妊娠30周，测空腹血糖，2次均>5.8mmol/L，诊断为妊娠期糖尿病。该患者在妊娠期最不可能出现的并发症是

A. 过期妊娠
B. 妊娠期高血压疾病
C. 羊水过多
D. 胎膜早破
E. 泌尿系统感染

29. 初产妇，25 岁，妊娠 38 周，日常体力活动时自觉疲劳、心悸、气短来医院就诊。检查血压 112.5/75mmHg，脉搏 90 次/分，呼吸频率 18 次/分。叩诊心浊音界稍向左扩大，心尖部闻及 Ⅱ 级柔软吹风样收缩期杂音，右肺底部听及少量湿啰音，咳嗽后消失，下肢轻微水肿。本例最可能的诊断应是
A. 妊高征心脏病
B. 风湿性心脏病合并妊娠
C. 心脏病合并妊娠，性质待查
D. 正常妊娠改变
E. 以上都不对

30. 某产妇，正常阴式分娩一男活婴。1min 内的情况是：心率 100 次/分，呼吸浅慢且不规则，四肢活动良，有咳嗽反射，皮肤红润。Apgar 评分是
A. 10 分
B. 9 分
C. 8 分
D. 7 分
E. 6 分

31. 初产妇，32 岁，妊娠 40 周，规律性阵发性腹痛10h，于2：00入院，子宫口开大 1.5cm，9：00 子宫口开大3cm，12：00 子宫口开全，13：30 胎儿娩出，13：50 胎盘娩出。最恰当的诊断是
A. 第三产程延长
B. 第二产程延长
C. 活跃期延长
D. 潜伏期延长
E. 正常产程

32. 初孕妇，妊娠 39 周，规律性腹痛 6h，于1：00入院。胎心率 140 次/分，子宫口开大 4cm，5：00 子宫口开大6cm，10：00 子宫口开大 8cm。正确的诊断是
A. 潜伏期延长倾向
B. 潜伏期延长
C. 活跃期延长
D. 活跃期停滞
E. 正常产程

33. 患者 28 岁，孕 41 周，G3P0，LOA，子宫口开大 4cm，胎心率 120 次/分，电子胎心监护显示"晚期减速"，胎儿头皮血 pH 为 7.16，最恰当的处理是
A. 左侧卧位，面罩吸氧
B. 继续观察，待其自然分娩
C. 剖宫产术
D. 缩宫素静脉滴注
E. 待子宫口开全产钳助产

34. 患者分娩后 7 日，浆液性恶露，量少，发现侧切伤口局部有硬结，对于该伤口正确的护理措施是
A. 每日观察恶露的性状
B. 每日观察宫缩情况
C. 分娩后 7～10 天给予温水坐浴
D. 勤换会阴垫
E. 硫酸镁热敷

35. 患者 28 岁，产后 4 周，体温升高，左侧乳房疼痛，局部红肿，触之有波动感。最主要的处理措施是
A. 全身应用抗生素
B. 托起患侧乳房
C. 33％硫酸镁湿敷
D. 局部物理疗法
E. 及时切开引流

36. 患者 60 岁，13 岁初潮，每 28～30 天来一次月经，每次持续 6～7 天，50 岁绝经。其月经史可描述为

A. $13\dfrac{6\sim7}{28\sim30}60$ 日

B. $13\dfrac{6\sim7}{28\sim30}50$ 日

C. $13\dfrac{28\sim30}{6\sim7}60$ 日

D. $13\dfrac{28\sim30}{6\sim7}50$ 日

E. $60\dfrac{6\sim7}{28\sim30}13$ 日

37. 一孕妇 25 岁，G1P0，足月妊娠，胎膜早破，自然分娩后第 3 天，体温 38.8℃，下腹痛恶露血性、浑浊、有臭味，子宫底平脐，有压痛，白细胞计数 $15.8\times10^9/L$，中性粒细胞 0.8，最可能的诊断是
   A. 急性子宫颈炎
   B. 急性子宫内膜炎及子宫肌炎
   C. 急性输卵管炎
   D. 急性盆腔腹膜炎
   E. 血栓性静脉炎

38. 一外阴阴道假丝酵母菌病患者咨询内裤处理方法，下列合适的是
   A. 食醋浸洗
   B. 日光暴晒

C. 煮沸
D. 紫外线消毒
E. 保持干燥

39. 牛女士诉说在单位妇科检查普查时发现子宫颈呈糜烂样改变，护士应告知她疗效较好、疗程最短的治疗方法是
   A. 子宫颈上药
   B. 阴道冲洗
   C. 物理疗法
   D. 手术治疗
   E. 局部用硝酸银

40. 患者 32 岁，已婚，未育，因月经周期缩短、经期延长、经量增多 1 年就诊，查子宫颈光滑，子宫体如孕 3 个月大小，表面凹凸不平，质硬。恰当的处理办法是
   A. 随访观察
   B. 雄激素治疗
   C. 肌瘤剔除术
   D. 次全子宫切除术
   E. 全子宫切除术

三、A₃/A₄ 型题

（1～4 题共用题干）

王某，28 岁，未产妇，述说平素月经规律，28 天一次，每次持续 3～4 天。其末次月经是 1 月 11 日，距今已有 8 周，现患者感觉疲乏，乳房触痛明显。

1. 除以上体征外，护士若考虑该妇女怀孕，其另外的可能体征是
   A. 妊娠纹
   B. 胎动感
   C. 恶心
   D. 妊娠斑
   E. 尿频

2. 化验报告提示尿妊娠反应（＋），此

化验是查体内的
   A. 催产素水平
   B. 黄体酮水平
   C. 雌激素水平
   D. 人绒毛膜促性腺激素水平
   E. 黄体生成素水平

3. 为了进一步确诊其是否妊娠，下列可以提供确诊依据的检查是
   A. 多普勒听胎心
   B. 胎动
   C. 放射检查脊柱轮廓
   D. B 超显示胎心搏动
   E. 检查血中激素水平

4. 该孕妇的预产期是
   A. 10 月 18 日
   B. 10 月 20 日
   C. 11 月 18 日
   D. 12 月 5 日
   E. 12 月 18 日

（5～6 题共用题干）

张女士，21 岁，妊娠 34 周，近 1 周来自感头晕、头痛，在医院检查时发现血压 160/110 mmHg，尿蛋白（＋＋），水肿至大腿。医生劝其住院，患者因家庭经济困难不愿入院。医生给予降压、利尿治疗，并告知有异常及时来院就诊。

5. 患者因担心药物威胁胎儿安全，心情矛盾，应采取的护理措施是
   A. 测血压 2～4 次/日
   B. 嘱安静休息
   C. 注意观察症状
   D. 心理护理，解除顾虑
   E. 建议转院治疗

6. 入院后的处理及护理哪项错误
   A. 安置患者于安静、暗光的单人病房
   B. 立即应用解痉药硫酸镁
   C. 继续严密观察病情变化
   D. 嘱患者绝对卧床休息，避免不良刺激
   E. 做好急诊剖宫产的准备

（7～9 题共用题干）

患者 30 岁，妊娠 38 周，臀位，住院待产，床边排尿时突感有羊水持续性地从阴道流出。

7. 该患者正确的诊断是
   A. 胎儿窘迫
   B. 胎膜早破
   C. 前置胎盘
   D. 胎盘早剥
   E. 临产

8. 对患者采取的护理措施不恰当的是
   A. 嘱孕妇绝对卧床休息，左侧卧位，抬高臀部
   B. 及时听取胎心
   C. 观察羊水性状
   D. 记录破膜时间
   E. 协助去 B 超室检查

9. 该患者易发生的是
   A. 新生儿窒息
   B. 脐带脱垂
   C. 早产
   D. 过期产
   E. 宫缩过强

（10～11 题共用题干）

患者 30 岁。停经 50 天，阴道少量流血 1 天。晨 5 时突发下腹剧痛，伴恶心、呕吐及一过性晕厥。面色苍白，血压 70/40 mmHg，脉搏 120 次/分。妇科检查：阴道畅，有少量血液，子宫颈举痛明显，后穹窿触痛（＋），盆腔触诊不满意，尿妊娠试验弱阳性。

10. 该患者可能的医疗诊断是
    A. 子宫肌瘤
    B. 宫颈炎症
    C. 子宫内膜异位症
    D. 先兆流产
    E. 异位妊娠

11. 此时最有价值的辅助检查方法是
    A. 血 HCG
    B. 腹部 X 线摄片
    C. 行阴道后穹窿穿刺
    D. 行诊断性刮宫
    E. 行腹腔镜检查

（12～13 题共用题干）

颜女士，50 岁，不规则阴道流血，性生活时亦容易出血，脓血性阴道排液半年。检查：子宫颈为菜花样组织，子宫增大，变软，活动差，考虑为子宫颈癌。

12. 为确诊子宫颈癌，应作哪项检查
    A. 子宫颈刮片细胞学检查
    B. 阴道镜检查
    C. 分段诊刮
    D. 子宫颈和子宫颈管活组织检查
    E. 碘试验

13. 子宫颈癌最常见的早期症状是
    A. 接触性出血
    B. 阴道大出血
    C. 绝经后出血
    D. 血性白带
    E. 阴道水样排液

(14～15题共用题干)

王女士，30岁，孕12周，下腹阵发性疼痛，阴道排出一大块肉样组织，仍有阴道大量出血，呈贫血貌。妇科检查：子宫口已开，有组织堵塞子宫口，子宫较孕周小。

14. 其诊断首先考虑可能为
    A. 稽留流产
    B. 先兆流产
    C. 不全流产
    D. 难免流产
    E. 感染性流产

15. 下列护理措施中正确的是
    A. 取头高脚低位
    B. 通知医生来后再进行抢救
    C. 需要输血者让患者家属去取血
    D. 将术中刮出物送病理检查
    E. 术后认真测量一次血压、脉搏、呼吸

(16～17题共用题干)

某产妇，产后1日，经阴道分娩1女婴，分娩过程顺利。

16. 为预防尿潴留，应指导产妇产后几小时内第一次排尿
    A. 2～4h
    B. 4～5h
    C. 5～7h

D. 6～8h
E. 8～10h

17. 分娩第2日乳房胀痛，无红肿，首选的护理措施是
    A. 热敷乳房
    B. 生麦芽水煎服
    C. 用吸奶器吸奶
    D. 让新生儿多吸吮
    E. 多喝汤水

(18～22题共用题干)

患者28岁。妊娠32周，自觉头痛、头晕3天。检查发现：血压160/115mmHg，胎心、胎位正常，双下肢水肿，尿蛋白0.5g/24h。此患者的诊断是"重度子痫前期"。

18. 患者出现以上症状的原因是
    A. 水钠潴留
    B. 静脉淤血
    C. 全身小动脉痉挛
    D. 动脉硬化
    E. 心功能失代偿

19. 患者入院后头痛加重伴眼花、呕吐，首选的治疗药物是
    A. 卡托普利
    B. 地西泮
    C. 阿咖片（止痛片）
    D. 甲氧氯普胺
    E. 硫酸镁

20. 针对该患者情况所采取的护理措施不正确的是
    A. 注意硫酸镁的毒性反应
    B. 给患者听音乐放松
    C. 监测血压变化
    D. 适当限制食盐入量
    E. 注意胎心变化

21. 患者送入病房后突然发生抽搐，此时首要的护理措施是
    A. 加床档，防止受伤
    B. 置患者于安静、暗光的单人病房

C. 持续给氧

D. 严密观察病情并记录

E. 保持呼吸道通畅，防止舌咬伤及舌后坠

22. 若患者血压仍未明显下降，腹部膨隆，板状腹，拒按，胎位、胎心不清，阴道有少量出血，此时出现的并发症为

A. 胎盘早剥

B. 前置胎盘

C. 子宫破裂

D. 羊水栓塞

E. 产后出血

（23～24 题共用题干）

一妊娠足月初产妇，胎位正常，无头盆不称，出现协调性宫缩乏力，拟静脉滴注缩宫素增强宫缩。

23. 在 5％葡萄糖液 500ml 中应加入缩宫素

A. 2.5 U

B. 5U

C. 10U

D. 15U

E. 20U

24. 如果此时发现血压升高应如何处理

A. 给予降压药

B. 停止滴缩宫素

C. 给氧

D. 减慢滴注的速度并给予镇静剂

E. 阴道助产

（25～27 题共用题干）

患者 30 岁。结婚 5 年，婚后第 1 年因工作繁忙于妊娠 40 天行药物流产。近 2 年多来未避孕，欲生育，但一直未孕。月经 $\frac{5\sim6}{28\sim30}$ 日，妇科检查：宫颈呈糜烂样改变，子宫中位，大小正常，左侧附件增厚，右侧（一）。

25. 该患者的最主要诊断是

A. 原发性不孕症

B. 继发性不孕症

C. 宫颈糜烂

D. 陈旧性宫外妊娠

E. 宫外妊娠

26. 已知该患者基础体温呈双相型，下一步处理宜首选

A. 宫腔镜检查

B. 腹腔镜检查

C. 输卵管通畅试验

D. 诊断性刮宫

E. 子宫颈黏液涂片检查

27. 该患者作此检查选择的时间适宜在

A. 月经来潮前 6h

B. 排卵前 24h

C. 排卵后 48h

D. 月经干净后 3～7 天

E. 月经干净后 10 天

（28～30 题共用题干）

邓女士，26 岁，已生育 1 女，现停经 56 天，出现恶心、呕吐、厌食等症状，来医院经检查诊断为"早孕"，准备行"负压吸宫＋宫内节育器放置术"。

28. 哪项不属于护士的配合工作

A. 做好心理护理，以安定情绪

B. 积极进行吸宫术操作

C. 供应手术者需要的物品

D. 将吸管接于负压吸引器上

E. 观察受术者情况

29. 若术中发生人工流产综合征的症状，首选的护理措施为

A. 帮助患者改变体位

B. 肌内注射 0.5mg 阿托品

C. 安慰受术者

D. 注意保温

E. 配合医生尽快结束手术

30. 行吸宫及放置含铜 T 型宫内节育器后，护士应告知受术者的注意事项不恰当的是

A. 术后保持外阴清洁
B. 术后1个月禁止性生活及盆浴
C. 术后若出现发热、腹痛、阴道流血多及时就诊
D. 术后3个月内经期、排便时注意有无节育器脱落
E. 术后第1、3个月随访2次即可

第三套模拟试卷参考答案

一、A₁型题

1. A	2. A	3. E	4. D	5. C	6. C	7. C	8. B
9. A	10. B	11. D	12. D	13. C	14. D	15. C	16. D
17. D	18. E	19. D	20. E	21. A	22. A	23. A	24. A
25. D	26. E	27. E	28. E	29. A	30. A		

二、A₂型题

1. C	2. C	3. D	4. C	5. C	6. B	7. D	8. A
9. B	10. E	11. E	12. D	13. E	14. D	15. D	16. C
17. B	18. E	19. B	20. D	21. E	22. C	23. B	24. B
25. C	26. B	27. A	28. A	29. D	30. B	31. D	32. C
33. C	34. C	35. E	36. B	37. B	38. C	39. C	40. C

三、A₃/A₄型题

1. C	2. D	3. D	4. A	5. D	6. E	7. B	8. E
9. B	10. E	11. C	12. D	13. A	14. C	15. D	16. A
17. D	18. C	19. E	20. B	21. E	22. A	23. A	24. D
25. B	26. C	27. D	28. B	29. B	30. E		